常见病电位疗法

CHANGJIANBING DIANWEI LIAOFA

（典藏版）

主　编　朱　平
副主编　胡宏伟
编　者　王　菲　龚新培　李泰臻

U0335921

中国科学技术出版社
·北　京·

图书在版编目（CIP）数据

常见病电位疗法：典藏版 / 朱平主编 . —北京：中
国科学技术出版社，2018.3（2024.6 重印）
ISBN 978-7-5046-7964-2

Ⅰ . ①常… Ⅱ . ①朱… Ⅲ . ①常见病－电疗法
Ⅳ . ① R454. 1

中国版本图书馆 CIP 数据核字（2018）第 028615 号

策划编辑	焦健姿
责任编辑	黄维佳
装帧设计	华图文轩
责任校对	龚利霞
责任印制	徐　飞

出　　版	中国科学技术出版社
发　　行	中国科学技术出版社有限公司销售中心
地　　址	北京市海淀区中关村南大街 16 号
邮　　编	100081
发行电话	010-62173865
传　　真	010-62173081
网　　址	http：//www.cspbooks.com.cn

开　　本	850mm×1168mm　1/32
字　　数	170 千字
印　　张	7.25
版　　次	2018 年 3 月第 1 版
印　　次	2024 年 6 月第 3 次印刷
印　　刷	河北环京美印刷有限公司
书　　号	ISBN 978-7-5046-7964-2/ R·2215
定　　价	45.00 元

前　言

　　电位疗法是一种物理疗法，它既古老，又现代；它既是现代医学的一部分，又是能与我国传统医学相结合的一种环保的绿色疗法；它既能在医院里使用，又能进入千万百姓家，做一个好的"家庭医生"。因此，电位疗法很受广大百姓的欢迎！特别是随着人们的生活水平日益提高，工作压力不断加大，人们的"富贵病"——高血压、糖尿病、高脂血症的发病率逐年升高；由于精神压力增大，神经衰弱、失眠的发病人群也日益增多，所以要提高生活质量，人们除了有一个健康的生活方式，更要注重对自身疾病的预防。电位疗法针对这些病症会有意想不到的功效！特别是对高血压、失眠等，同时对减少心脑血管疾病也有很大好处。如果和临床治疗相配合，则可以起到事半功倍的效果。

　　应广大读者需求，我们对本书进行了修改，根据国家相关行业标准对书中的有关术语做了更正，并增补了一些新的内容，以便广大读者更好地学习、运用电位疗法。有不妥之处，欢迎读者提出宝贵意见！

编著者

目 录

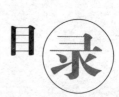

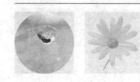

第 **1** 章 生命与电能

一、生命的起源与电的关系

　　自然界的电现象与生命的存在及维持有密切的关系。在 45 亿年前，随着太阳系诞生，经过数亿年，地球表面开始形成硬地壳，还出现宽广的海洋，围绕地球的大气主要是甲烷、氨、氢、二氧化碳和水蒸气，它们在太阳的强烈紫外线、放射线、雷电和火山爆发时产生的大量热作用下，反复出现化学反应（包括光化学反应和热化学反应），使一些简单的无机化合物形成原始有机物质的碳氢化合物。直到 30 亿年前，大海中才形成了复杂的有机化合物，即氨基酸。氨基酸再复合形成蛋白质，构成细胞，这样原始的生命便诞生了。筑波大学原田馨以实验证实了这种说法，也证明生命起源和电有密切关系（图 1-1）。

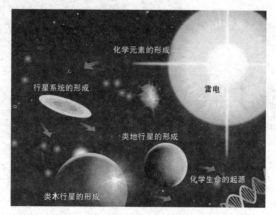

★ 图1-1　电与生命

二、大气中的电能

人类赖以生存的地球是负电星体，带有 677kC 的负电荷，在距地面大约 100km 之外的大气电离层，与地面之间构成一个巨大的、一切生物赖以生存的自然界电场，其中电离层对地面电压高达 360kV，地面附近晴天电场强度平均达 130V/m，电场方向垂直指向地面，它使人体头、脚之间呈现 100～200V 的电位差。

因此，人生活在这样的环境中，如果大气层中的温度、湿度和污染程度等发生变化，使大气层的电压增高或降低，就可以使电场强度和离子流量产生变化。更为重要的是随着我国现代化建设不断深入，城市里高楼林立，人们生活、工作在被钢筋水泥屏蔽的大厦中，与自然界的电场相隔绝，导致许多健康问题（图1-2）。

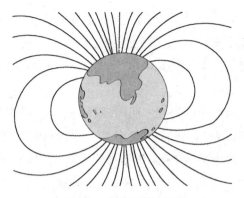

★ 图1-2　地球周围的磁场

　　日本北海道大学医学部公共卫生学教研室让兔子在屏蔽状态下进行健康功能实验，证明生物体离开大气中的电场容易导致如下健康问题：①免疫功能减退；②自主神经功能紊乱；③发育不良；④出现贫血的倾向；⑤容易疲劳；⑥伤口的恢复减慢。德国的亚尔特曼博士对人进行观察，证明长期工作在钢筋水泥屏蔽的大厦确实影响健康，说明人类在适当的电场下生存可以预防和治疗疾病。

三、生物体中的电能

　　1. 生物电的发现　1780年意大利生物学家伽伐尼偶然发现用金属刀尖碰到被解剖的青蛙腿外露神经时，蛙腿会发生抽搐现象，经过一系列研究，直到1792年证实生物电的存在。

　　2. 生物电的来源　目前尚不完全清楚生物电的来源，但目前公认的理论是生物电来源于细胞。

　　细胞是由细胞膜、细胞质和细胞核组成。细胞膜将细胞和外界分开，但又存在一定通道使细胞可以和外界进行物质交换。

细胞内外一般存在多种离子，膜内主要是 K^+，膜外主要是 Na^+ 和 Cl^-。在正常情况下，细胞膜内带负电，细胞膜外带正电。若取膜外电位为零。则膜内电位一般为 $-100 \sim -50mV$ 伏，该电位称为静息电位。

当可兴奋组织（如神经、肌肉、腺体的细胞）受到外界刺激时，则细胞可以兴奋。当外界刺激达到一定阈值时，细胞膜对离子的通透性会发生突然变化，细胞内外的离子浓度也会发生改变，细胞内的电位可从负电位忽然变为正电位（$20 \sim 30mV$），大约不到 1ms 时间内，又恢复到原来的静息电位，这种变化的电位称为动作电位。有些细胞（如神经细胞和心肌细胞）不仅在外界刺激下能产生动作电位，而且有传导兴奋的功能，神经系统正是靠传导各种兴奋对人体各器官的生理过程起到调节作用，使人体生命活动得以正常进行。

3. 电子传递是生命的基本活动 每个细胞就是一台微型发电机，不断地产生电能（生物电），人体任何一个细微活动均和生物电有关，生物电在人体内的流动是无头无尾的。它的每一个细小结构都处于闭环状态。1983 年瑞典诺登斯强姆教授证明生物体内都存在生物闭合电路。并发表了《生物闭合电路》专著。他指出人体除血液循环系统、淋巴循环系统外，还存在第三循环系统，即人体复杂的电网系统。

如果某细胞、某器官或某系统的闭合电路出现了功能障碍，那么该部位就会出现生理功能衰退。如果激活病理状态的生物闭合电路，则会产生不同的生物效应。如血循环和微循环改善等。

人体存在生物电，如心脏搏动时产生 $1 \sim 2mV$ 的电压，眼睛开闭会产生 $5 \sim 6mV$ 的电压，读书和思考问题时大脑会产生 $0.2 \sim 1mV$ 的电压。由于正常人的心脏、肌肉、视网膜、大脑等器官生物电的变化都是有一定规律的，所以，如果这些生物电发生变化，则可能产生疾病，故可作为诊断之用。

电荷在机体复杂的调节功能中，发挥着极其重要的作用。德国贝尔教授曾指出："生命的基本活动实质是电子传递，当电子传递停止时，人的生命也就终结了。"

目前，物理学家、生物学家和医学家都认为"人体是一座真正的发电站，细胞就是无数台发电机，不断地产生电能，即生物电。如果处于一个封闭的环境中，电能无法释放，它便以静电的方式积存下来，这样，对人体健康产生危害。"

生命运动的本质是电子传递，生命中每一秒都有数十甚至上百库仑的电荷在体中流过，成年人体内每秒约有45A电流流过。正常电荷的消耗和供应是1：1，这样才能维护人体正常生理功能。

人类的健康和寿命取决于人体带电量的多少，电足则体健，电亏则体衰；电足血行，电亏血滞。假如儿童储有100%电量，按比例中年人应储50%电量，老年人储有20%电量，体弱多病者储电量很低，生物电消失，生命也就宣告结束。

第 **2** 章　电位疗法的原理、特点和优势

一、电位疗法治疗的原理

（一）什么是电场

1. **电场**　是存在于电荷周围能传递电荷与电荷之间相互作用的物理场。在电荷周围总有电场存在；同时电场对场中其他电荷发生力的作用。观察者相对于电荷静止时所观察到的电场称为静电场。

2. **电场力**　电荷之间的相互作用是通过电场发生的。只要有电荷存在，电荷的周围就存在着电场，电场的基本性质是它对其中的电荷有力的作用，这种力就叫作电场力。

电场力有方向，正电荷沿电场线的切线方向，负电荷沿电场线的切线方向的反方向。

3. **电场强度**　描述某点电场特性的物理量，电场强度简称场强，定义为电场中某点的电荷所受的电场力 F 跟它的电荷量 q 的比值，但场强不与 q 成反比，只是由比值来反映和测定。

场强的方向与正检验电荷的受力方向相同。场强的定义是根据电场对电荷有作用力的特点得出的。场强的单位是牛 / 库或伏 / 米，两个单位名称不同，但大小一样。场强数值上等于单位

电荷在该点受的电场力,场强的方向与正电荷受力方向相同。

电场是一种物质,具有能量,场强大处电场的能量大。

4. **交变电场** 电场强度或方向交互变化的电场,就是交变电场。

5. **电场线** 为形象地描述场强的分布,在电场中人为地画出一些有方向的曲线,曲线上一点的切线方向表示该点电场强度的方向。电场线的疏密程度与该处场强大小成正比。

在电场中,电场线从正电荷开始,终止于负电荷,不形成闭合线,也不中断。

从图 2-1 中可看到,电场线疏密相同,各点电场强度相同,称为均匀电场,电场线疏密不同,各电场强度不同,这种电场称为不均匀电场。

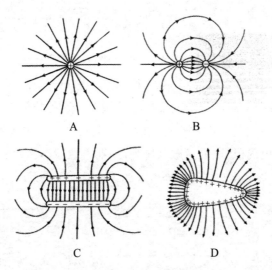

★ **图 2-1 各种电场——均匀电场与不均匀电场**
A、B、D 为不均匀电场;C 为均匀电场

（二）高压交变电场有哪些生物物理特性

1. 静电感应　一个带电的物体靠近另一个外部呈中性导体时，在带电物体电场力的作用下，导体的电荷分布发生明显的变化，其表面的不同部位就会出现正、负电荷的现象，我们称之为静电感应。

2. 电容器　由两片接近并相互绝缘的导体制成的电极组成的储存电荷和电能的器件，是一种将外部电能与电场内部储能进行相互转换的物理元件。

电位疗法设备的治疗坐垫与周围空间可以看作为电容器的两个电极，人体置身于这个大电容，就会受到因施加高压交变电压至该电容而形成的电场的作用。

人体处于高压交变电场作用下，可以改变机体细胞膜电位，在组织中产生 50 ～ 150μA 的微弱电流，使带电流通路的细胞具有充分的活力。

3. 极化　以物质结构看，一个中性分子所带的正、负电荷数量是相等的。在没有外电场作用下，由于分子的正、负电荷中心重合在一起，分子就没有电偶极矩（这种分子称为无极分子）。这类电解质在外电场作用下，分子的正、负电荷发生相对移动（电偶极子）并且顺序排列，这种现象我们称为电极化（极化），这种极化的程度和外电场的强度呈正比关系（图2-2）。

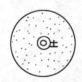 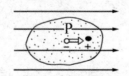 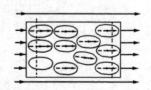

★ **图2-2　无极分子电解质极化**

另一类电解质，在没有外电场的情况下，存在正、负电荷"中心"不重合，也就相当一个电偶极子，这类电解质称为有极分子电解质。它们在没有外电场作用下，由于分子热运动的结果，电矩方向是混乱的，因此整个电解质也呈现中性。但在外电场作用下，它的分子电矩有沿着外电场转动倾向，按外电场方向较整齐地排列，这种排列的整齐程度也与外电场强弱有关，呈正比关系。这种极化过程，在液态介质中比在固态介质中更为显著，因为在液体中分子比较易于转动（图2-3）。

一般说，电解质在极化过程中，两种极化可以同时存在。

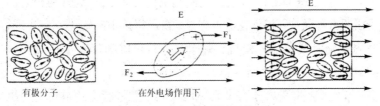

★ 图2-3 有极分子电解质极化

4. **电致伸缩（逆压电效应）** 这是由于在电场作用下，一个分子的正极与另一分子的负极衔接，并沿着外电场方向整齐排列。由于正、负极互相吸引，使整个电解质在这方向上发生收缩，直到其内部的弹性力与电引力达到平衡为止，这种电解质在电场中的弹性变形现象，称为电致伸缩。

5. **气体放电** 空气常为不良导体，但在高压交变电场内，两极间以空气作为电解质时，这些空气中的少量正、负离子，在阴阳相吸的原理下进行相斥和相吸，使之离子运动活跃，在足够高电压下则快速运动的离子和气体分子互相撞击，使中性气体分子内的电子脱出，产生电离，这样则不断地撞击，不断地产生新的带有正、负电荷的空气离子，数量逐渐增大，并在电场作用下形成电流，使绝缘的气体成为良好的导体。这种电流通过气体的现象就被称为气体放电或无声放电。

6. **尖端放电**　当导体电压增加到一定程度时，在导体尖端附近，由于电场极强，促使表面附近的气体分子雪崩式地发生碰撞电离、引起气体自激导电，出现强烈的尖端放电，与导体极性相同的空气离子被排斥，迅速远离电极做加速运动，从而形成离子流，这种强大的离子流，就形成一股"风"，这种现象称为电风现象。

7. **火花放电**　当电极电压增至数千伏时，两极间的自由电子和离子迅速增加，以极高速度向另一极冲去，这时两极之间可听见"噼啪"声和火花放电现象。在阳极放电时可见光点出现，在阴极则有紫色光束出现。每个火花放电时间仅有 1/50 000s，间歇 1/1 000s 后又重新放电。

8. **产生空气离子与臭氧**　电位治疗仪进行无声放电时，电场内除产生空气离子外，还产生臭氧和二氧化氮。

由于人体是一个复杂的导体，所以，以上的静电感应、极化、电致伸缩、气体放电、电风、火花放电以及产生空气负离子和臭氧这些物理特性，对人体产生明显的影响，人体的细胞活动产生继发的生理作用，可以调节人体多种功能，达到预防和治疗效果。

（三）什么是电位疗法

根据电场与生物体离子之间的关系，利用高压交变电场，以调节人体血液酸碱平衡，改善自主神经，提高人体免疫功能等，对人体进行预防和治疗疾病的方法，就称为电位疗法或称为富兰克林电疗法。

交流高压电位疗法在日本称为交流高压电界疗法，简称 H 疗法，其通过类似自然界电场（仿生电场），来影响人体的生理功能（尤其是神经系统和代谢系统的功能），以达到治疗目的的一种方法。

国内也有学者认为电位疗法是一种信息治疗，此种信息作用于人体的自我控制系统，调节机体的功能，达到治病的目的。

日本学者中喜雄等认为，生物体内有能量和信息两大系统。能量系统包括肌肉、血液、呼吸、消化等。信息系统包括神经、内分泌系统等。信息系统控制并作用于能量系统，能达到同样的生物效应。

（四）人体具有电位治疗的基础

人体内含 70% 的水分以及蛋白质、核酸、多糖、脂类、盐类等可以导电的电解质与不能导电的物质，是一个复杂导体。在人的体液中（如淋巴液和组织间液）由各种盐的水解而生成相应的正、负离子（如 K^+、Na^+、Ca^{2+}、Mg^{2+}、Cl^-、HCO_3^-、HPO_4^{2-}、SO_4^{2-} 等）和不带电或带电的胶体粒子。这些电解质成分对维持细胞内外的渗透压、酸碱平衡、神经肌肉的兴奋性具有重要作用。

人体的许多组成部分也是电解质，这些电解质的介电常数：脂肪 5 ~ 6，骨 6 ~ 10，皮肤 40 ~ 50，血液 50 ~ 60，肌肉 80 ~ 85，脑 90 ~ 100 等。这些电解质的介电常数低的脂肪、骨骼其含水量较低，仅有 20% ~ 50%，而介电常数较高的，如血液、肌肉、脑等，其含水量可达 75% ~ 93%。

（五）电位疗法治疗的"充电"和"赋能"之说

高压交变电场对机体作用主要是静电感应和电解质极化，电泳、电渗和电场的激励（或触发）作用。

1. **静电感应作用**　人体受电场作用时，带电粒子受电场力的作用而运动，原有电荷分布状态立即改变，电荷重新分配，细胞和组织液内的离子向相应的极性方向运动，在组织中产生 $50 \sim 150\mu A$ 的微电流，这些就是静电感应作用。

2. **电解质极化**　在电场作用下，人体内的电解质（包括人体内脂肪、肌腱、韧带、骨骼等不能导电组织均属于电解质）将产生电子位移极化和分子取向性极化，体内电荷重新分配，各种带电粒子向相应的极性方向转移，电解质表面出现极化电荷。

3. **电泳和电渗**　在外来电场作用下，人体胶体分散体系则出现两种现象。胶体分散体系由胶体粒子（分散质）和分散体粒子的液体（分散介质）组成。在电场作用下，胶体粒子向极性相反的一极移动，称为电泳，分散介质向另一极移动称电渗。蛋白质溶于水中形成胶体溶液，蛋白质是分散质，水是分散剂，蛋白质属两性电解质。当蛋白质在碱性溶液中（$pH > 7$）时，蛋白质的羧基解离出氢离子而带负电荷；当蛋白质在酸性溶液中（$pH \leqslant 7$）时，蛋白质的氨基结合氧离子而带正电荷。

由于人体体液的 pH 偏碱性，因此人体蛋白质多带负电荷，蛋白质在电场作用下向阳极移动，而水向阴极移动。不规则的生活、饮食和过度紧张的人的血液则呈现为弱酸性，血液的酸性化使人体各组织出现不良症状，如疲劳、紧张、睡眠不足、神经衰弱、心脑血管病和癌症等。电场作用可对人体进行电调整，调节血液的 pH，抑制血液的酸性化，使之恢复为弱碱性，从而促进新陈代谢，使失调病变的组织器官康复，达到治疗、保健和预防疾病的目的。

4. 高压交变电场的激励（或触发）作用　这类似于可控硅的触发极、功率场效应管（MOSFET）的栅极、三极管的基极，施加信号后这些器件所起的作用，有"四两拨千斤"的效果。

在一定电场强度的条件下，可发生少量电子释放，并加强自由基的氧化。

总之，在电位场作用下，体内各种组织成分（水、电解质、胶体分子等），因电荷的移动（在各种组织、细胞间泳动）产生一系列生物物理、化学变化，促使组织与器官的生理功能、病理状态发生一定改变，从而获得治疗效果。

除了高压交变场治疗效果以外，由于在电位治疗时产生的电风（空气离子流）、空气离子及臭氧、火花放电的刺激也均能产生有益的预防和治疗效果。

（六）空气离子流的治疗作用

当电压升到一定程度时，产生强大的离子流和无声放电，形成风吹一样的感觉，这种电风对皮肤感受器起到细微的安抚刺激作用，通过神经反射弧、大脑皮质和自主神经系统对相应的器官起到调节作用，促进疾病的康复。而且这种强大的空气离子流还有利于将药物导入人体内。

（七）火花放电的治疗作用

在这种高压电场的火花刺激下，可以使局部皮肤感觉神经兴奋性降低，具有镇痛、止痒作用。这是由于火花放电治疗时产生麻刺感，兴奋了感觉神经的粗纤维，冲动向中枢传导时，可干扰和阻断痛、痒等感觉传导，可以消除病理兴奋灶的异常冲动，降低运动神经和肌肉的兴奋性，缓解骨骼肌痉挛；还可以通过神经节段性反射，影响有关内脏器官的功能，缓解小动脉痉挛和平滑肌痉挛等。

火花放电刺激皮肤时还可以通过轴突反射使末梢小动脉、毛细血管先发生短暂收缩，继而发生持续扩张、充血、血循环加强，从而改善组织营养，加强组织再生。

火花放电刺激皮肤时可引起少量蛋白质变性，产生组胺进入血液内，刺激组胺酶的产生，这种酶可以分解过敏状态时血液内过量的组胺而起脱敏作用。

（八）空气正负、离子的治疗作用

在电位治疗时，电场内产生大量的空气离子，小的空气离子（直径为 10^{-7}cm，运动速度 $1\sim2$cm/s）才具有生物学活性。具有生物活性的正、负离子极易吸入肺，可直接作用于皮肤和口、鼻腔黏膜，它可以通过局部作用以加速呼吸道纤毛细胞的纤毛运动；也可以通过反射作用，使神经感受兴奋，冲动传到中枢神经，通过神经反射途径，引起机体局部和全身的生理反应。还可以将空气离子器透过肺泡上皮层进入血液或在肺泡中通过电荷感应使血液获得电荷，从而对血液中的胶体，各种细胞的电代谢施加影响。

许多学者研究认为：空气离子吸入人体内后，通过调节体内 5- 羟色胺含量（5-HT）。从豚鼠的运动实验中可以观察到空气负离子可以使 5- 羟色胺氧化成 5- 羟吲哚乙酸，随尿排出体外。它可以消除污染大气中的正离子产生的鼻干、烧灼、发痒以及头晕、头痛、咽喉干、吞咽困难以及呼吸困难等症状。

现已证明空气在离子化的作用下，可调节大脑皮质兴奋和抑制过程，使之趋于正常，负离子可以增强短暂性及长期性记忆力的作用，这与脑内 5-HT 水平降低有关，负离子还可以促进内分泌系统，减轻无氧代谢和调节自主神经功能，如促进甲状腺功能，可以提高动物活动能力，使之动作敏捷，精神旺盛，活动频繁；心脏和体温反应程度均较小；血中乳酸浓度也明显降低，食欲增加，睡眠改善，对高血压患者可以降低血压，在病理性低血压时，则又可使其升高，其机制与利血平作用相似，可以降低脑内 5-HT 的能力，具有镇静作用；空气负离子可以改善心肺功能，改善心肌营养使冠状动脉和周围毛细血管扩张；空气负离子对多种动物（豚鼠、狗、大、小鼠）制成的免疫功能低下的动物模型，有促进免疫功能的作用；对过敏患者也产生显著的脱敏作用；空气负离子能促进人体内合成维生素；激活体内多种酶，促进新陈代谢，还有抑菌、杀菌、净化空气的作用，把金黄色葡萄球菌、痢疾杆菌、铜绿假单胞菌、大肠埃希菌、伤寒属沙门菌、霍乱弧菌等暴露在高浓度的空气正负离子中结果证明细菌生长均受到抑制或杀灭，并发现负离子比正离子更为有效（结核杆菌无效）。血液中的液体物质、电解质以及液体和空气离子之间的电生化反应是非常活跃的（表 2-1）。

★ 表 2-1 空气离子对人体生理及生化的影响

项　　目	作　　用	
	负离子	正离子
pH	倾向碱性	倾向酸性
血糖	减少	增加
肝糖原	因离子量而不定	因离子量而不定
血钾	明显减少	正常

（续　表）

项　目	作　用	
	负离子	正离子
血钙	正常	减少
血清无机磷	迅速恢复正常	恢复迟缓
运动后乳酸量增加	增加	开始减少，后增加
血液碘酸值	增加后迅速恢复正常	增加后恢复缓慢
血清胆固醇及脂肪酸	有恢复正常	恢复作用较阴离子强
贫血	上升	下降
血清清蛋白量（总）	开始增多而后稳定	动摇不定
血液中的酶	正常或减少	增加
凝血酶	增加	增加
纤维蛋白质	增加	开始减少，以后增加
尿素	增加	减少
残余氮	减少	
红细胞带电量	增加	
红细胞沉降率	减慢	
血象	中性粒细胞增加，酸性粒细胞减少	白细胞计数减少
网状内皮系统功能	亢进	亢进
凝血时间	开始促进，以后延缓	开始延缓，尔后增加
血小板	开始增加，尔后减少	开始减少，尔后增加
血压	下降	上升

　　患者在接受治疗时，可感觉到电极下有风轻微吹拂的感觉，这是空气离子流对皮肤感受器的一种类似微细按摩刺激的反应。

据帕哈诺霍夫实验研究和临床研究发现：当局部经受电风时，电风对愈合极慢的伤口和溃疡有良好作用。

Finogenov 在人臂处涂上普鲁卡因溶液后在阳极的空气离子流下作用 20～22min，可使该处的痛温觉降低，说明空气离子流不但其本身能经皮肤进入体内，而且还能把某些药物离子导入体内。

（九）臭氧的治疗作用

在电场内，空气中的氧可以氧化为臭氧（O_3^-）和二氧化氮（NO^2），用电位仪进行治疗时，在患者呼吸部位的空气中臭氧含量为 $0.001\,40～0.001\,48mg/L$。

臭氧是负离子状态的 O_3^-，是空气中负离子的主要组成部分，人们吸入一定数量的负离子空气，会感到空气新鲜，身心舒畅，精力充沛；当负离子浓度在 $10\,000$ 个 $/cm^2$ 以上时，人体各种新陈代谢活动就显得非常活跃，延年益寿；当浓度在 30 万个 $/cm^2$ 以上时，对各种疾病有所改善。

臭氧是一种非常活泼的氧，积极参与体内的氧化作用。在体内氧化还原反应总是偶联进行，故也加快空气中臭氧通过呼吸道的肺泡上皮吸收后进入血循环，达到全身组织器官，可能通过臭氧的直接刺激、神经反射和体液的共同作用，起到治疗的效果，其作用分别叙述如下。

臭氧和血红蛋白结合加强组织器官的代谢，增加冠状动脉血流量，改善心肌缺氧缺血，使心功能、心律和心电图均有改善；可以提高机体非特异性免疫功能，使动物血中的淋巴细胞有一定的抗电离辐射损伤作用，使巨噬细胞活性明显增高，使补体系统功能增加；使血脂下降，血糖下降，血压降低；调节自主神经系统功能等作用，故自主神经系统反应不稳定的患者可应用电位疗法。此外，臭氧有激活多种酶的作用，故可以加速糖类、蛋白质、脂肪等物质的新陈代谢；局部应用时，因臭氧极易还原，释放氧原子，它对伤口、创面有杀菌及促进愈合作用；静脉应用时还能增加血液中红细胞的数量，故可治疗贫血。

（十）高压交变电场作用下的生理改变

高压交变电场全身性作用于人体。由于体内生物电的变化，空气负离子和小剂量臭氧对皮肤和呼吸道黏膜、神经感受器的刺激引起直接作用和神经反射作用及体液的变化而达到一系列的治疗作用。

1. 神经系统

（1）可以改善脑组织的营养状态，减轻和消除神经细胞因能量消耗而产生的功能紊乱；调节大脑皮质的兴奋抑制过程，使之趋于正常，改善睡眠；还可增强短暂性及长期性记忆力的作用；具有镇静作用等。Nagasumi Yago 把成年鼠置于 1.75kV 高压电场中 15 分钟 / 天，连续 7 天，用脑电波测试仪测试其清醒和睡眠状态的成年鼠脑电波波形发现，在清醒状态下出现 δ 波、θ 波、α 波、β_1 和 β_2 波下降，在安静、慢波浅睡眠期和慢波深睡眠期状态下出现 δ 波、θ 波、α 波、β_1 和 β_2 波增加，说明高压电场对神经系统有安定、放松作用。在治疗神经衰弱患者时发现经电位治疗后容易进入睡眠状态，睡眠时间延长，睡眠质量提高，部分患者减少了药物的剂量。

（2）自主神经系统对电位治疗比较敏感，吸入适量的空气负离子（包括负氧离子）、臭氧，对调整自主神经功能紊乱有较明显效果。

（3）提高痛阈，有镇痛作用。

2. **血液循环系统**

（1）调节血压：对高血压患者可以使血压降低；在病理性低血压时，可以使血压升高。原因是在高压交变电场作用下可以调节自主神经系统，还由于产生的空气负离子作用跟利血平作用相似，也是降低脑中 5- 羟色胺之故。

结果显示：用电位疗法实施 15min 治疗和治疗前血压进行对比结果如下。

正常控制群：表现轻度降压。

高血压群：降压效果明显，而且随着高血压群在成为较高血压时，降压值也变得大起来。

低血压群：其收缩压变化比较明显。

（2）可以改善心肌营养，使冠状动脉和周围毛细血管扩张，加强心肌收缩力，脉率加快，从而改善全身血液循环。

（3）提高血液中红细胞和血红蛋白水平，故对贫血患者造血功能有改善作用。

（4）降低血脂（包括胆固醇及三酰甘油）。

（5）降低红细胞沉降率。

3. **呼吸系统** 由于吸入空气负离子有助于加强气管黏膜上皮纤毛运动，改善肺泡的分泌功能与肺泡通气、换气功能，增加氧的吸入量与二氧化碳排出量，促进氧化还原作用，改善呼吸功能；又由于调节免疫功能，故可缓解支气管痉挛，对支气管哮喘的改善有较好的效果。

4. **消化系统** 可以促进消化腺分泌，增进食欲。

5. **内分泌系统** 调节内分泌腺激素分泌，保持内环境稳定。

据 Yago 报道，将实验鼠置于电场内发现血浆 ACTH 及肾上腺皮质酮呈下降的趋势。Furuya K 用电位疗法对下丘脑垂体功能轻度低下的 6 例老年人进行治疗（临床表现皮肤干燥多皱，耐寒力降低，牙齿脱落，便秘，出汗少，疲劳感，腹痛，性欲下降等症状），经 2 个月治疗，3 例有效，并发现与此相关的内分泌功能有所改善，即原来呈低值的尿 17- 羟类固醇（17OHCS）、尿 17- 酮类固醇（17KS）治疗后出现增加，并且血浆中的 cortisol 昼夜曲线改善为 -U- 字形。另外，ACTHZ 的反应迟缓，通过电位疗法，可以向正常反应方向改善，进而根据 Metopirone 测试，无反应型变成正常型，以上研究显示电位疗法有助于改善肾上腺皮质功能。

6. 代谢系统　调节糖类、蛋白质、脂类代谢，保持内环境稳定，运动试验证明，电场作用可促进年幼动物的成长，但过强的电场又可使实验小白鼠发生代谢障碍，使结缔组织和淋巴组织致密，细胞数增加，出现脱毛及皮肤角化、剥落现象。

伊藤不二夫报道对 35 例不同患有糖尿病、高血压、脑卒中、缺血性心脏病、肥胖、痛风的患者实施电位疗法前后进行血清脂质检查，结果 13 例（37%）患者三酰甘油（TG）下降 20～30mg/dl。

在 26 例游离脂肪酸增高的患者，经治疗后 7 例（26.9%）改善至正常范围。6 例垂体功能减低患者中有 4 例游离脂肪酸低值者，经电位疗法后，其中 2 例 FFA 转为正常，说明高压交变电场具有双向调节的功能。

7. 泌尿系统　可刺激肾功能，增加尿量和代谢产物的排出。

8. 其他　电场产生的空气离子和臭氧具有一定的杀菌效果，Hasegawa 报道治疗手掌、足趾化脓性感染，好转率达 71.5%；局部治疗瘙痒和疼痛，对 38 例麻风分枝杆菌引起的疼痛，其中 32 例有不同程度减轻，显效率达 90.7%；还可以促进骨折愈合。其治疗的主要因素是静电感应，它具有调节大脑皮质兴奋和抑制功能，具有镇静安眠、消除疲劳、减轻头痛、头晕、降低血压和提高免疫力等作用，另外，还具有调节自主神经系统和内分泌系统的功能。动物实验证明，电场作用于动物机体后，动物血清中的钠、钙、α 球蛋白含量增加，钾及白蛋白含量减少。

二、电位疗法的特点及优势

（一）电位疗法的特点

电位治疗是传统的电疗法之一，从高压交变电场自身的物理特性、作用机制和治疗作用，结合其长期临床应用的总结，我们从以下几个方面分述电位治疗的特性。

1. 整体性　高压交变电场的本质是一个能量物质的空间，人们在接受电位治疗时，就是身体置于这个能量空间中，体内各种组织成分（水、电解质、胶体分子等）在高压交变电场作用下产生一系列生物物理和化学变化，从而对神经系统、血液循环系统、呼吸系统、泌尿系统、消化和代谢系统等产生积极的治疗作用。可见电位治疗不只是针对某一个组织、器官或某一个系统具有治疗作用，因而它是整体性的产生全身性作用，全面调理，防治疾病。

图 2-4 为电位治疗设备周围电场分布示意图。

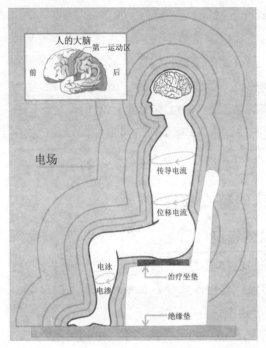

人的大脑 第一运动区

前 后

电场

传导电流

位移电流

电泳

电渗

治疗坐垫

绝缘垫

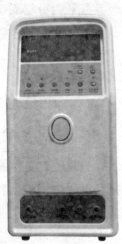

★ 图 2-4　电位治疗设备周围电场分布示意

2. 基础性　细胞功能状态的好坏及内环境的恒定是机体各种生理功能正常活动的必备条件，也是健康的基础。电位治疗可改善细胞的新陈代谢，恢复细胞的正常功能；电位治疗使机体的内环境保持和恢复"恒定状态"，其作用具有基础性。

3. 自然性　电位治疗是通过人工设备产生均衡的高压交变电场作用于人体，电位治疗时，治疗仪周围产生的空气离子流、臭氧等，既改善了机体外环境，同时也调节了内环境，提高了自我抗病能力，提高了"自然治愈率"，达到了内、外环境的协调统一，与治疗药物相比，避免了药物治疗的毒副作用，顺应了自然治疗的先进理念。

4. 便捷性　现代电子技术的不断发展，使电位治疗设备日趋小型化，安全性高，家庭操作使用电位治疗设备简便，易于掌握，更加适合社区医疗或家庭自我治疗，大大方便了患者。

5. 前瞻性　当今许多疾病仍以药物治疗作为主流治疗，这给人类带来的损害却越来越猛烈，不容回避的不良反应、极其昂贵的治疗用药等许多现实问题日渐突出，"万病不离药"的状况受到越来越多的否认。选择既有效、又安全经济的方法用于疾病的预防和治疗，将成为现代医疗的趋势。电位治疗从作用机制和设备特点，都顺应了这种趋势，随着临床实践的不断积累和电子工业的日新月异，其前景更被看好。

6. 普及性　社会的进步、经济的发展、生活方式的改变，让人们的健康水平受到挑战。全球的一些实证研究表明：社会发展越不平衡，健康问题越突出。我国亚健康人群的急增，"富贵病"发病率不断提高即是佐证。电位疗法对亚健康的调节，对"富贵病"的预防为这一广大人群提供了综合方法中不可或缺的手段，又因其具有保健和治疗的双重功效，使其具备了广泛普及应用的前景。

（二）电位疗法的优势

1. 电位疗法避免了药物的不良反应　许多慢性病（如高血压、糖尿病等）的用药品种越来越多及用药剂量越来越大，带来的不良反应也越来越复杂。电位治疗的积极参与可有效避免不必要的药物治疗；电位治疗与降压药、降糖药协同作用，在提高疗效的同时，减少了这些药物用量及其不良反应。

2. 电位疗法符合高血压"长效平稳"的降压原则　电位疗法对高血压的治疗，在降血压的同时可降血脂、降血黏稠度，做到"长效平稳降压，全面改善组织器官功能"。

3. 电位疗法治疗与预防一体　电位疗法的特性，使得机体发生根本性的基础改变，在有效治疗疾病的同时，也有效地防范了并发症的发生，使治疗和预防有效地结合为一体，保障健康，也具有保健意义。

（三）电位疗法的疗效特点及规律

1. 电位治疗时的感觉

（1）电位交变场全身治疗：治疗时患者处于电位电场内，无任何感觉，和其他物理治疗有所不同的是，其他理疗的温热感、振动感、针刺感均不存在，所以，患者自觉没进行治疗，但是电位的静电感应作用、电解质极化、电泳和电渗等在各组织和器官中悄悄地进行着，使机体产生一系列生理生化变化。改善了病理状态，使疾病得以治疗和康复。

（2）电位交变场局部治疗：电位电子笔作用于患者局部病变组织时产生微弱的刺激，感到较明显的火花放电作用。这种刺激作用，可以使局部血液循环改善，免疫功能得以加强，并刺激组织再生和修复，镇痛效果显著，一般情况下，用电子笔弱档刺激，病人有感觉即可收到治疗效果。但对于知觉减退、瘫痪的病人，则需用强档刺激，特别是不断改变火花放电的形式效果更佳。

2. 治疗效果是循序渐进的　在进行电位交变场的全身治疗时，由于机体产生的应答反应是渐进的过程，有一个时间和能量的积累过程，即病理状态逐渐转向生理状态的过程。所以治疗时要按疗程进行，一般1个疗程为15次，每次治疗30～40min，日积月累，疗效自然就显现出来了。电位局部治疗也是如此，但能协同增强全身治疗的效果，促进患病部位更快地修复。

3. **疗效存在个体差异**　电位治疗和药物治疗一样存在个体差异，如疾病的轻重程度、机体状态、患者的心理状态、体质强弱、外环境的影响及对电位的敏感性均存在着差异，所以其疗效也存在不同的个体差异。另外，该治疗方法并非百病均可治疗，也有适应证和禁忌证。故应当选择最佳的适应证进行治疗，效果会更好。

4. **疗效与治疗时间、年龄、疾病种类的关系**　日本的谷越大佑认为最佳的治疗时间是在睡前，其治疗疗效比其他时间高数倍之多。因为自主神经的交感神经是在白天起作用，而副交感神经则是在夜里起作用。另外，他认为效果的改善与年龄、治疗时间有关系，一般会按以下规律呈现不同的疗效。

20 岁以下——2 个月内；

30 岁以下——3 个月内；

40 岁以下——4 个月内；

50 岁以下——5 个月内；

60 岁以下——6 个月内；

70 岁以下——7 个月内；

80 岁以下——8 个月内。

使用时间和产生的疗效与疾病本身有关系。如脑梗死、心肌缺血、冠心病的治疗时间，最少 1 个月以上才开始起作用。而对因自主神经紊乱产生的疾病，治疗 1～2 周就可以看到明显的治疗效果。值得注意的是，大多数接受电位治疗的患者，随着治疗时间的延续，症状和体征不断改善，一般治疗 5 次左右开始起效。

5. **眩晕反应的产生**　有一些患者在早期治疗中可能出现

症状反复，特别是高血压患者，开始治疗时会出现头晕不适，血压不是下降而是上升。这是由于电位治疗时，随着人的体质的改善，新陈代谢加强，使毒素排出体外增多，所以症状反而加重，这是一种恢复健康过程中的暂时现象，这种现象称之为"瞑眩反应"或"好转反应"，所以应当坚持治疗。随着治疗的进展，这些不良反应会逐渐消失，症状得以好转，疾病得以痊愈。

第3章 电位电子笔刺激穴位疗法

经络穴位诊疗法及其脏腑经络穴位学说是我国医学的重要组成部分，大约5000多年以前就被人们掌握。古时人们用称为"砭石"的石针刺激人体的某一病痛部位来治疗疾病；灸法则是在火被发现以后，烘烤相应部位使疼痛减轻，逐渐形成灸治法，以后经过历朝历代，这种治疗方法越来越完善，形成针灸学。目前的经络穴位治疗法，不仅治疗手段增多，而且溶入了现代医学科学技术，如电针疗法、电热灸、磁疗法、激光疗法、穴位注射疗法、穴位埋植、穴位挑治、穴位割法等。而电位穴位电刺激疗法也是其中利用经络学说和穴位疗法达到提电位治疗疗效的一种新方法。

所以我们以最简单的方式来介绍经络和穴位，以帮助在电位治疗过程中加强疗效。

一、了解经络

（一）经络与五脏六腑健康的关系

经脉是主干，络脉是主干的分支，两者合称为经络，经络内源于五脏六腑，外络于肢体关节，通达五官七窍，连接皮毛、筋内和血脉等器官。在正常生理情况下，经络是气血维持生命活动的通路，但在病理情况下该病因子也是通过经络传导，外邪侵犯人体是由体表从经络逐渐传入脏腑的；反之，如腑脏有病，必会借助经络反映到体表。如肺病则膺痛，心病则胸痛。肝病则胁痛，脾病则身重腹泻，肾病则腰酸腿困。胆热则耳聋口苦。若体表器官有病也会循其经脉，影响相关内脏，这些都是经络的传递作用。致病因子（中医称为"邪"），在有关经络传导时表现为该经络中的气机异常，血气瘀滞，用电位电子笔刺激该穴位可疏通气机，获治病效果。

（二）经络系统的组成

经络系统包括经脉和络脉，其中十二经与奇经八脉中的督脉和任脉合成十四经脉（表3-1，表3-2）。

★ 表3-1　经络系统组成分类表

经脉	十二经脉（经络的主体部分）	手三阴经	包括手太阴肺经、手厥阴心包经、手少阴心经，是气血运行的主要通道，同内脏有直接的联系
		手三阳经	包括手阳明大肠经、手少阳三焦经、手太阳小肠经
		足三阴经	包括足太阴脾经、足厥阴肝经、足少阴肾经
		足三阳经	包括足阳明胃经、足少阳胆经、足太阳膀胱经
	奇经八脉		十二经脉以外的一些经脉，包括任脉、督脉等8条，有统帅、联络、调节十二经脉的作用
	十二经别		从十二经脉别出的经脉，有加强十二经脉中相为表里的两经联系的作用

★ 表3-2　络　脉

十五络脉	从十二经脉及任脉、督脉各分出一支别络，再加脾之大络，有加强表里两经联系的作用
孙络	细小的络脉，遍布全身
浮络	浮现于体表的络脉，遍布全身
十二经筋	十二经脉之气结、聚、散、络于筋肉关节的体系。有联络四肢百骸，主司关节运动的作用
十二皮部	十二经脉的功能活动反映于体表的部位

（三）经络的主要功能

1. 调节气血运行　运输营养物质到全身各器官、脏器。

2. 抗御病邪　保卫机体，加强皮肤的保卫作用，使外邪不能入侵。

3. 反映全身功能状态　内脏有病时可在相应的经脉循环部位出现不同病状和体征，内脏疾病可在五官部位出现反应，如心火之类可致口舌生疮；肝火升腾可使耳目肿赤；肾气方虚可使双耳听力下降。

4. 传导感应　经脉穴位治疗所以能防病治病，是由于经络具有传导感应功能和调整虚实的功能。针刺治疗中的"得气"现象和"气行"现象是经络传导感应功能的表现。

5. 调节营养平衡　经络在正常情况下能运行气血和调节阴阳平衡，在疾病情况下，则出现气血不和，阴阳偏盛的虚实证候。这时用电位电子笔穴位治疗可以"调气""治神"扶正祛邪，泻其有余，补其不足，使阴阳平复。

（四）经络学的科学依据

近年来，经络疗法和现代医学科学技术相结合取得丰硕的成果，临床各种循经络治病的方法，如电针、激光针、电位治疗等，均取得了良好的疗效，就足以说明经络和穴位是客观存在的；如穴位治疗时有"得气"的感觉，它可以循经传导，有一定规律，经络穴位有一定的电学性质，如测量穴位时，其电阻要比周围皮肤低，苏联学者用之确定穴位部位；日本学者将皮肤的低电阻点联络成线状，皮肤低电阻线和经络走行是一致的。用红外现象观察时，把相近温度关联起来，结果这种高低线是沿着经络走行。最近科学家证实，人体也是一个微弱的发光体，发光较强的点均在经络上。这些现象也说明经络和穴位的存在。法国学者将微量放射性核素（过锝酸钠）注入穴位，用连接电子计算机的闪烁摄影机跟踪显示，核素的通道和经络径路相符。而核素移动的速度取决于与注射穴位经络相关的器官功能是否正常。但经络的物质基础是什么？现在仍是一个谜。费伦教授（1998年）提出人体经络穴位的物质基础是以结缔组织为基础，连带其中的血管、神经丛和淋巴器官交织而成。

有人在尸体上找不到经络，故有人认为经络是一种能量，只存在于活生生的人身上，它像电一样，是肉眼看不见的。经络是运行经气的，人死了，经气就没有了，所以在尸体上也找不到经络穴位。

古代医学家认为，一切疾病产生的根本就是身体里有关经络的失控，人的一切疾病都可以称作经络病，电位电子笔刺激穴位所以能治病就是电位的电能通过人体经络传导疏通五脏六腑的通道，从而使病症得以减轻或消失，这就是中医理论常说的"痛则不通，通则不痛"的道理。

二、学会使用穴位

穴位又称"腧穴",原名"俞穴",穴位是人体经络之气输注出入的特殊部位,既是疾病的反应点,又是电子笔穴位点击的刺激点。人体穴位数量据文献记载有800多个,其中361个位于四条经脉通道上,称为经穴;连接内脏、未列入十四经内的穴位称为"经外奇穴"。此外,还有一些在疾病过程中出现的压痛点和疾病部位,也可以作为治疗的穴位,因其无固定的位置因而无法取固定的相应穴位名称,所以不管是何处压痛或患于何处,统称为"阿是穴",又名"天应穴"或"不定穴"。

要使电位电子笔穴位点击治疗能取得好的效果,必须选准穴位,但人体穴位太多,不易记住,而且一穴可以治多病,一病又可选多穴,十分复杂,所以下面将帮助大家抓住要领。

(一)取穴原则

1. 特异性 某些穴位有特殊的治病作用,如喘息穴专治哮喘,安眠穴专治失眠等。

2. 双向性 如天枢穴既止泻又能通便,内关穴可使心动过速者心率减缓,可使心动过缓者心率加快。

3. 邻近性 如耳、目、口、鼻等周围各穴主治各邻近器官的疾病;躯干部胸腹、腰背等体表上的穴位主治藏于相应部位之下各内脏的病;头面、颈项、胸腹、腰背、胁肋、关节、四肢和手足各处局部有病,则可不分经脉,在其邻近取穴,甚至以患部为穴。这种"头痛医头,脚痛医脚"的取穴方法虽比较简易,但还需要掌握循经取穴,特异选穴和根据双向性,表里相通性原则选穴。

4. 循经性　凡属同一条经脉的穴位，其主治作用大同小异，都可以治其本经脉相应脏腑发生的疾病，同时也治本经所主、本脏腑所开窍的病候。如手太阴肺经有 11 个穴，基本上都治呼吸系统的病，这是因为肺主气，司呼吸，主皮毛开窍于鼻，所以这些穴位都能治疗咳嗽、气喘、肺炎、支气管炎、咽喉炎、流鼻涕和鼻出血等病症。

5. 表面相通性　每一脏腑各领一条经脉。脏为阴，腑为阳。阴阳相配，互为表里。脏经络腑，腑经络脏。所以脏经之穴能治腑经之病。腑经之穴能治脏经之病，如胆经之穴可治肝经之病等。

6. 对侧同名经脉取穴　由于同名经脉左右对称分布，其调节功能也是相通的，临床上常有选取健侧穴治愈患侧疾病。

7. 依靠脏腑生理功能取穴　可发挥脏腑功能的调节作用。因肝开窍于目。所以近视和远视可取穴肝俞；消化不良可取穴脾俞、胃俞；神志疾病可取穴心经的神门。

8. 远近端相配取穴　如胃病近取中脘，远取足三里；牙痛近取承浆、颊车，远取合谷等。远治的经脉均在肘关节和膝关节以下的经穴，不但可以治疗局部病变，还可以治疗远隔部位组织器官的病灶。如足三里不但治疗下肢疾病，还可以调整消化系统功能。

9. 前后或左右相配取穴　如肺病前取募穴中府，后取腧穴肺俞；胃病前取中脘，后取胃俞等。

10. 按子午流注时辰相配取穴　古人将一昼夜分为 12 个时辰，子与午是相对的两个时辰。子时是夜间 23 时至 1 时，是阴退阳进的时候，午时是中午 11 时到 13 时，是阳退阴进的时候。

另外，还将五腧穴配以木、火、土、金、水五行者，如肺经表现为实证时，则应泄属水的子穴（人泽）；肺经表现为虚证时，则应补属土的母穴（太白）。

（二）腧穴的分类

1. 十四经穴分属于十二经脉和督、任二脉的腧穴，共有361个穴，各穴均能主治所属经络的病症，其中十二经脉的腧穴均为左右对称双穴；督脉和任脉的腧穴，则分别分布于前、后正中线上。

2. 经外奇穴凡未归入十四经的腧穴则成为奇穴，这些奇穴分布较为分散，大多数不在十四经脉循行线上，这些穴位对某些疾病有奇特的功效。

3. 阿是穴无具体名称，也无具体固定位置，是以人体患病时以病灶或非病灶部位出现的疼痛、过敏点或压痛点作为定位依据，多随疾病的发生而出现，随疾病痊愈而消失，临床上大多用于痛症的治疗。

（三）腧穴定位法

正确的穴位定位与治疗效果有很大关系，常用的取穴方法有以下几种。

1. **骨度分寸法** 将人体各部位分别规定其折算长度为量取腧穴的标准，不论病人高矮胖瘦，在同一部位按比例折成相同的寸数，例如肘横纹至腕横纹折成12寸，前发际正中至后发际正中为12寸，两乳头之间为8寸，膝中至外踝尖为16寸等（图3-1）。

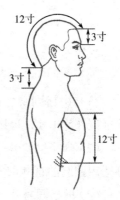

★ **图3-1 骨度分寸法**

2. 体表解剖标志定位法

（1）固定标志：指不受人体活动影响而固定不移的标志，如五官、毛发、指（趾）甲、乳头、脐及各种骨关节突起和凹陷部，如两眉之间的"印堂"，两乳之间的"膻中"等。

（2）动作标志：指必须采取相应的动作才能出现的标志，如张口于耳屏前方凹陷处取"听宫"，握拳于手掌横纹头取"后溪"等。

3. 手指同身定位法　以患者手指为标准，进行测量定穴的方法，临床常用的有以下 3 种（图 3-2）。

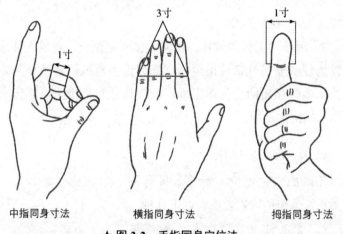

中指同身寸法　　　横指同身寸法　　　拇指同身寸法

★ 图 3-2　手指同身定位法

（1）中指同身寸：以患者的中指中节屈曲时内侧两端横纹头之间作为 1 寸，可用于四肢部取穴的直寸和背部取穴的横寸。

（2）拇指同身寸：是以患者拇指指节关节的横度作为 1 寸，亦适用四肢的直寸取穴。

（3）横指同身寸：又名一夫法，是指令患者将示指、中指、环指和小指并拢，四指测量为 3 寸。

（4）简便取穴法：临床上常用一种简便易行的取穴方法，如双耳尖直入取"百会"，两手虎口交叉取"列缺"，垂手中指端取"风市"等。

（四）十四经穴中常用穴位

对十二经脉分布于肘、膝关节以下，经气出、溜、注、经、入之处的名为井、荥、输、经、合的五类特定穴称为五输穴。历代医学家将气血在经脉中运行的情况和水流现象相比较，经气流注由小到大，由浅入深，经气所出如水的源头，故称为"井"；经气流过之处，如刚出的泉水微流，故称"荥"；经气所灌注之处，如水流由浅入深，故称为"输"；经气所行经的部位，像水流在河流中流过，故称为"经"；经气最后如百川汇入海，则称为"合"。

又有"原穴"（人体原气作用汇集的部位，人体脏腑的病变往往反应于此）、络穴（多位于表里经的联络之处，使经络相互联络成一整体）；俞穴（脏腑之气输注于后背的腧穴）、募穴（脏腑之气汇集于胸腹部的腧穴）、八脉交会穴（任、督、冲、带、阴维、阳维、阴跷、阳跷，八脉会交会于十二经中的八个穴位）、八会穴（即脏腑、气、血、筋、脉、骨、髓的精气聚会之处）、郄穴（郄即孔隙之意）、下合谷（是手三阳经下合于足三阳经之腧穴）等特殊命名。

（1）手太阴肺经：常用的穴位。肺经共用 12 个穴位，但常用的穴位主要有 3 个（图 3-3，表 3-3）。

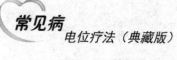

常见病
电位疗法（典藏版）

★ 表3-3 手太阴肺经常用穴位（3个）

中府	肺部疾病常用穴，在第1肋间，距正中线6寸凹陷处，常用于治疗咳嗽、气喘、胸痛，又因为此穴是手、足太阴之会，故能健脾，治疗腹胀、肩背痛等
尺泽	位于肘横纹中，肱二头肌腱桡侧凹陷处，主治咳嗽、咯血、气喘和咽喉肿痛和肘臂痛
列缺	在前臂桡侧缘，桡骨茎突上方，腕横纹上1.5寸。当肱桡肌与拇长展肌腱之间。两手交握，左手示指在右腕背部，示指下即是。列缺穴是三经会穴，故可以同时调节肺经、大肠经和任脉的经气。头痛、鼻塞、流涕可用之疏卫解表。由于和任脉相连，可补肺肾阴虚，故中年糖尿病、耳鸣、双目干涩及更年期的烦躁、失眠均可用之调节，腕部疼痛不适亦可用之

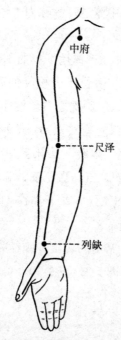

★ 图3-3 手太阴肺经常用穴位

36

（2）手阳明大肠经（表3-4，图3-4）。

★ 表3-4 手阳明大肠经常用穴位（5个）

合谷	在手背第1、2掌骨间，当第2掌骨桡侧的中点处。即二指合并，虎口肌肉凸起部中央处。此穴为手阳明大肠穴的原穴（也就是人体原气经过和留止的部位），有"面口合谷收"之说。主治头痛、牙痛、咽喉痛、扁桃体炎、鼻炎、腮腺炎、卒中等，因和胃经均是阳明经气，故可以治疗胃肠道疾病
曲池	曲肘关节时，位于肘横纹外侧端。此穴为手阳明大肠经的合穴，大肠经经穴经此处会合到脏腑，故对调节阳明经经气和脏腑功能有重要意义，如对高血压、高血糖患者用电子笔点击此穴对控制血糖和血压有所帮助；另外对咽喉痛、呕吐和腹泻、上肢瘫、上肢麻木、荨麻疹均有效，为强壮穴之一
肩髃	在肩部、三角肌上、臂外展，当肩峰前下方凹陷处。主治肩关节痛、上肢瘫、上肢麻木
扶突	在颈外侧部，喉结旁，胸锁乳突肌的前、后缘之间。主治咽喉肿痛、肩臂痛、甲状腺功能亢进症、颈椎病等
迎香	位于鼻翼旁0.5寸，鼻唇沟中。主治急、慢性鼻炎、甲状腺功能亢进症（可降低T_3和T_4）、三叉神经痛、变应性鼻炎和面部疾病等

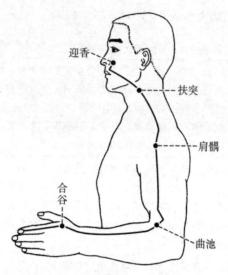

迎香

扶突

肩髃

合谷

曲池

★ 图3-4　手阳明大肠经常用穴位

（3）足阳明胃经（表3-5，图3-5）。

★ 表3-5　足阳明胃经常用穴位（15个）

穴位	定　位	主　治
承泣	足阳明经、阳跷、任脉交会穴。在面部，瞳孔直下，当眼球与眶下缘之间	眼部疾病，如外眼炎症、屈光不正、青光眼、视神经炎、视网膜炎、视神经萎缩、白内障、眶下神经痛等
四白	在面部，瞳孔直下，眶下孔凹陷处	眼病、三叉神经痛、面神经麻痹、鼻窦炎等
地仓	手阳明大肠经与足阳明胃经的会穴，在面部口角外侧，上直对瞳孔	面神经麻痹、三叉神经痛、面肌痉挛等
颊车	在面颊部，下颌骨角前上方约一横指，咀嚼时咬肌隆起，按之凹陷处	腮腺炎、颞下颌骨关节炎、面神经炎、三叉神经痛

（续　表）

穴位	定　位	主　治
下关	足少阳胆经与阳明胃经之交会穴，在面部耳前方，在颧弓与下颌切迹所形成的凹陷中	牙痛、耳痛、耳聋、颞下颌关节炎、颞下颌关节紊乱、面神经炎、三叉神经痛
人迎	在颈部，喉结旁，在胸锁乳突肌前缘，颈动脉搏动处	高血压、哮喘、咽喉痛、甲状腺疾病、喉炎、偏瘫
乳根	在胸部，在乳头直下乳房根部，在第 5 肋间距前正中线 4 寸	乳汁分泌不足、乳腺炎等
梁门	在上腹部，脐中上 4 寸，距前正中线 2 寸	胃痛、腹胀、腹泻、食欲缺乏等
天枢	在腹中部，距脐中 2 寸	天枢穴是募穴，是五脏六腑之气集中于胸腹部的穴位，所以不论病发生在内或外邪入侵，都可以在募穴上有反应。天枢穴正好对应肠道，所以治疗便秘、消化不良、恶心、呕吐、腹胀等，还对月经不调、痛经有效
水道	在下腹部，在脐中下 3 寸，距前正中线 2 寸	小腹胀满、尿道感染、肾炎、水肿、尿潴留、月经不调、痛经、不孕症等
梁丘	屈膝，在大腿前面，当髂前上棘与髌底外侧端的连线上，髌底上 2 寸	梁丘是胃的"郄穴"，郄就是"孔隙"的意思。郄穴阴经常用于治疗血症，阳经常用于治疗急性病，属于阳经，梁丘治疗急性胃痛、胃痉挛效果很好。另外，也用于治疗膝关节痛、腿膝风湿痹痛等

穴位	定 位	主 治
犊鼻	屈膝，在膝部，髌骨与髌韧带外凹陷中	主治：膝关节痛、膝风湿痹痛
足三里	为人身第一长寿穴，位于小腿前外侧，犊鼻下3寸，距胫骨前缘一横指（中指），是本经的合穴	刺激足三里穴可使胃肠蠕动有力而规则，可以提高多种消化酶的活力，增进食欲，帮助消化，改善心脏功能，调节心律，增加红细胞、白细胞和血红蛋白，调节血糖，使之平衡，促进内分泌腺分泌，提高免疫力等功能，故有"肚腹三里留"的说法，故对消化系统常见病均有好的效果。除胃肠外，对胆囊炎、胆结石、肾结石绞痛以及糖尿病、高血压等均有很好的良效。对脑卒中和血管性疾病、妇科月经不调、痛经等均有好的效果
丰隆	在小腿前外侧，外踝尖上8寸，距胫骨前缘两横指（中指）	咳嗽、痰多、咽喉肿痛和下肢瘫痪、麻木、酸痛等
厉兑	位于第2趾末节外侧，距指甲角0.1寸，属于井穴	热病、面神经麻痹、牙痛、晕厥等

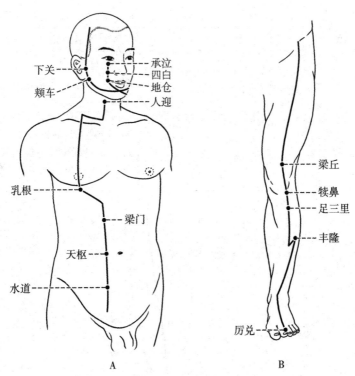

A   B

★ 图 3-5 足阳明胃经常用穴位（A、B）

（4）足太阴脾经（表 3-6，图 3-6）。

★ 表 3-6 足太阴脾经常用穴位（4 个）

穴位	定位	主治
太白	是腧穴，原穴，位于足内侧缘，在第 1 跖趾关节后下方赤白肉际凹陷处	食欲缺乏、腹胀、腹泻等脏腑病
三阴交	为足太阴脾经、足少阴肾经、足厥阴肝经三经会穴，位于小腿内侧，内踝尖上 3 寸，胫骨内侧缘后方	妇科病，所以又称"女三里"，如痛经、月经不调、更年期综合征等

（续　表）

穴位	定　位	主　治
阴陵泉	本经合穴，位于小腿内侧，胫骨内侧髁后下方凹陷处	腹胀、腹痛、腹泻、黄疸、水肿、遗尿、遗精、月经不调
血海	位于大腿内侧，髌骨底内侧端上2寸，股四头肌内侧头的隆起处（左手掌抵住右膝盖，大拇指下肌肉凹陷处）	治血要穴，对妇科病、湿疹、丹毒和血液病（如白细胞低下等）效果好

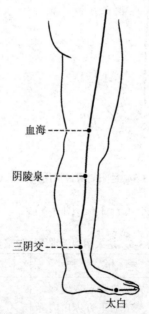

★ 图 3-6　足太阴脾经常用穴位

（5）手少阴心经（表 3-7，图 3-7）。

★ 表 3-7　手少阴心经常用穴位（2 个）

穴位	定　位	主　治
极泉	在腋窝顶点，腋动脉搏动处	心脏病（如冠心病）和颈椎病所致上肢麻木
神门	为腧穴，原穴，位于腕掌侧横纹尺侧端，尺侧腕屈肌腱的桡侧凹陷处	失眠、癔症和心痛、心悸等

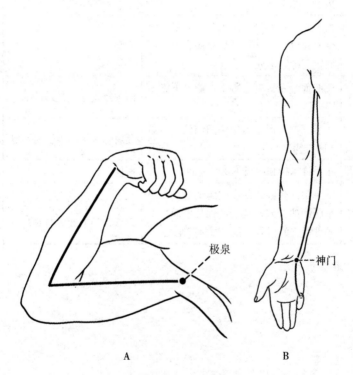

★ 图 3-7　手少阴心经常用穴位（A、B）

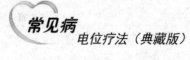

（6）手太阳小肠经（表3-8，图3-8）。

★ 表3-8　手太阳小肠经常用穴位（7个）

穴位	定　位	主　治
后溪	本经腧穴，八脉交会穴，通督脉。在手掌尺侧，微握拳，在第5掌指关节后的远侧掌横纹头赤白肉际	头项强痛，特别是急性腰扭伤特效穴，落枕、肋间神经痛、肩臂痛等
肩贞	在肩关节后下方，臂内收时，腋后纹头上1寸	肩痛（五十肩等）
臑俞	为手太阳小肠经，阳维脉，阳跷脉交会穴，位于肩部，腋后纹头直上，肩胛冈下缘凹陷处	肩痛
颧髎	在面部，当目外直眶下，颧骨下缘凹陷处	面神经炎、三叉神经痛
天宗	在肩胛部，冈下窝中央凹陷处，与第4胸椎相平	颈肩综合征（电脑病）等
落枕	在手背示指和中指下掌骨之间	落枕
听宫	手少阳三焦经、足少阳胆经与手太阳小肠经的会穴，位于面部耳屏前，下颌骨髁突的后方，张口时呈凹陷处	耳聋、耳鸣、中耳炎、头痛、牙痛、颞下颌关节紊乱

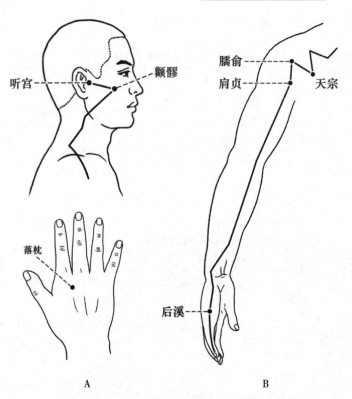

听宫

颧髎

臑俞

肩贞

天宗

落枕

后溪

A

B

★ 图 3-8　手太阳小肠经常用穴位（A、B）

（7）足太阳膀胱经（表3-9，图3-9）。

★ 表3-9　足太阳膀胱经（21个）

穴位	定　位	主　治
睛明	手太阳小肠经、足太阳膀胱经、足阳明胃经、阳跷脉与阴跷脉的会穴，位于面部，目内眦稍上方凹陷处	眼疾最常用的穴位，也是治疗呃逆的常用穴
攒竹	在面部，在眉头凹陷中，眶上切迹处	眼疾、面神经麻痹
大杼	督脉的别络，八会穴的骨会穴，足太阳膀胱经与手太阳小肠经的会穴，位于背部的第1胸椎棘突下，旁开1.5寸	感冒、发热、颈项强痛、咽喉痛
肺俞	为肺之背俞穴，位于后背部第3胸椎棘突下，旁开1.5寸	支气管和肺部疾病、肩背痛等
心俞	心之背俞穴，位于背部第5胸椎棘突下，旁开1.5寸	心脏疾病、神经衰弱、精神病、咳嗽、哮喘等
膈俞	八会穴中的血会穴，位于背部第7胸椎棘突下，旁开1.5寸	各种与血有关的病，如吐血、衄血、便血、尿血、贫血、呃逆、呕吐、咳嗽等
肝俞	肝之背俞穴，位于背部第9胸椎棘突下，旁开1.5寸	肝胆疾病、胃病和肋间神经痛
胆俞	胆之背俞穴，位于背部第10胸椎棘突下，旁开1.5寸	肝胆疾病、胃病和胸胁痛
脾俞	脾之背俞穴，位于背部第11胸椎棘突下，旁开1.5寸	胃肠疾病和出血性疾病
胃俞	胃之背俞穴，位于背部第12胸椎棘突下，旁开1.5寸	胃部疾病和胸胁痛

（续　表）

穴位	定　位	主　治
肾俞	肾之背俞穴，位于腰部第 2 腰椎棘突下，旁开 1.5 寸	生殖系统和泌尿系统疾病，如阳痿等
大肠俞	大肠之背俞，位于腰部第 4 腰椎棘突下，旁开 1.5 寸	腹胀、腹痛、肠鸣、肠泻、便秘、腰痛等
关元俞	在腰部第 5 腰椎棘突下，旁开 1.5 寸	小便不利、尿路感染、遗尿、糖尿病、腰痛等
小肠俞	小肠之背俞穴。在骶部的骶正中嵴旁 1.5 寸，平第 1 骶后孔	遗精、遗尿、尿血、腹胀、糖尿病、腰骶痛
膀胱俞	膀胱之背俞穴，位于骶部的正中嵴旁 1.5 寸，平第 2 骶后孔	泌尿和生殖系统疾病，如尿道感染、阳痿、遗尿、小便不利、糖尿病、腰骶痛等
承扶	位于大腿后面，臀下横纹中点	下肢瘫痪和坐骨神经痛
殷门	位于大腿后面，承扶与委中连线上，承扶下 6 寸	腰腿痛、下肢瘫痪
委中	本经合穴，四总穴。位于腘横纹中点，股二头肌肌腱与半腱肌肌腱的中间之凹陷处	腰腿痛和膝关节痛，故有"腰背委中求"之说
承山	小腿后面正中，委中与昆仑之间，当伸直小腿或足跟上提时腓肠肌肌腹下出现尖角凹陷处	腰背痛、小腿痉挛、瘫痪，对痔也很有疗效
昆仑	位于足外踝后方，在外踝尖与跟腱之间凹陷处	头痛、头晕、项背腰腿痛、下肢瘫痪
至阴	本经井穴，位于足小趾末节外侧，距趾甲角 0.1 寸处	胎位不正、难产、头痛、眩晕等

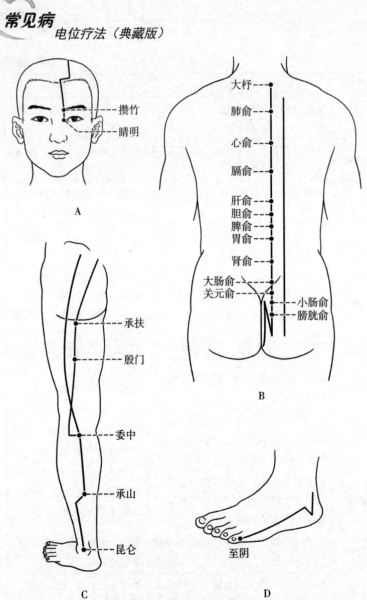

攒竹
睛明

A

大杼
肺俞
心俞
膈俞
肝俞
胆俞
脾俞
胃俞
肾俞
大肠俞
关元俞
小肠俞
膀胱俞

B

承扶
殷门
委中
承山
昆仑

C

至阴

D

★ 图3-9 足太阳膀胱经常用穴位（A～D）

（8）足少阴肾经（图 3-10，表 3-10）。

★ 表 3-10   足少阴肾经常用穴位（3 个）

穴位	定　位	主　治
涌泉	是人身第二长寿穴，位于足底部，卷足时足前部凹陷处，第 2、3 趾趾缝纹头端与足跟中点连线的前 1/3 与后 2/3 交点处	高血压、糖尿病、心绞痛、过敏性鼻炎、口腔溃疡和白发，对呼吸系统疾病也很有效
太溪	位于足内侧，内踝尖和跟腱之间的凹陷处。它主要是肾经的"原穴"，具有"滋肾阴，补肾气，壮肾阳，理胞宫"的功能	生殖泌尿系统疾病，如肾炎、遗尿、阳痿、阴冷、月经不调和下肢瘫痪等，还能治咽炎和气喘病
照海	为八脉交会之一，通阴脉、足少阴肾经和阴脉的会穴。位于足内侧，内踝尖下方凹陷处	妇科疾病，如月经不调、痛经、阴痒、子宫脱垂和尿路感染等

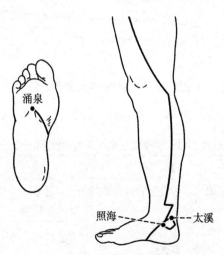

★ 图 3-10   足少阴肾经常用穴位

（9）手厥阴心包经（表3-11，图3-11）。

★ 表3-11　手厥阴心包经常用穴位（2个）

穴位	定位	主治
内关	本经络穴，八脉交会穴之一，通阴维脉。位于前臂掌侧，腕横纹上2寸，掌长肌腱与桡侧腕屈肌腱之间	是防病治病首推的穴位，内关穴有"宁心安神，理气止痛，和胃降逆"的作用，在心脏病和胃肠不适的均可用之，如冠心病、高血压、胃肠病患者可以用之，对呃逆、恶心、呕吐均有效
劳宫	本经荥穴，位于手掌心的第2、3掌骨之间偏于第3掌骨，握拳屈指时中指尖处	卒中、昏迷、心绞痛等

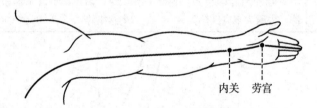

内关　劳宫

★ 图3-11　手厥阴心包经常用穴位

（10）手少阳三焦经（表3-12，图3-12）。

★ 表3-12　手少阳三焦经常用穴位（6个）

穴位	定位	主治
中渚	为本经腧穴，位于手背环指掌指关节的后方，即第4、第5掌骨间凹陷处	耳聋、耳鸣、咽喉痛、手臂痛
支沟	本经经穴。位于前臂背侧，腕背横纹上3寸，尺桡骨之间	便秘、落枕、肋骨痛
肩髎	在肩髃后方，当臂外展时，肩峰后下方凹陷处	肩关节周围炎、上肢瘫痪

（续　表）

穴位	定　位	主　治
翳风	手少阳三焦经与足少阳胆经的会穴。位于耳垂后方的乳突与下颌角之间的凹陷处	善治内风、外风，如肝风内动（脑血管病）面神经麻痹、腮腺炎、耳鸣、耳聋等
耳门	位于面部耳屏上切迹的前方，下颌骨髁状突后缘，张口有凹陷处	耳聋、耳鸣、中耳炎等
丝竹空	在面部眉梢凹陷处	眼病、面瘫和偏头痛

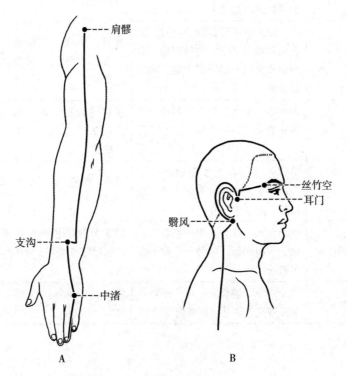

★图3-12　手少阳三焦经常用穴位（A、B）

（11）足少阳胆经（表3-13，图3-13）。

★ 表3-13　足少阳胆经常用穴位（8个）

穴位	定　位	主　治
瞳子髎	手太阳小肠经、手少阳三焦经与足少阳胆经的会穴，位于面部目外眦旁，眶外侧缘处	头痛、眼疾、面瘫、三叉神经痛
听会	位于面部耳屏间切迹的前方，下颌骨髁突的后缘，张口有凹陷处	耳疾病和下颌关节紊乱
阳白	足少阳胆经与阳维脉的会穴，位于前额部瞳孔直上，眉上1寸	前额痛、眼病和面瘫
风池	是少阳胆经于阳维脉的会穴，位于项部枕骨之下，与风府相平，胸锁乳突肌与斜方肌上端之间的凹陷处	感冒、头痛、高血压、神经衰弱、眼疾病和鼻炎、鼻窦炎
肩井	手少阳三焦经、足少阳胆经于阳维脉的会穴。位于肩上，前直乳中，大椎与肩峰端连线的中点上	颈肩综合征（电脑病）、肩周炎、高血压、偏瘫、落枕等
日月	足太阳脾经和足少阳胆经的会穴，位于上腹部乳头直下第7肋间隙，前正中线旁开4寸	黄疸、呃逆、胁痛、胃痛、腹胀
阳陵泉	本经合穴，八会穴中的筋会穴。位于小腿外侧，腓骨小头前下方凹陷处	膝关节肿痛和慢性胆囊炎（包括阳陵泉下1寸的胆囊穴）
悬钟	八会穴中的髓会穴。位于小腿外侧外踝尖上3寸，腓骨前缘	偏瘫、足麻木、头痛、颈椎病

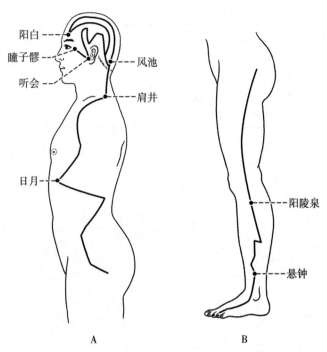

阳白
瞳子髎
听会
风池
肩井
日月
阳陵泉
悬钟

A

B

★ 图3-13　足少阳胆经常用穴位（A、B）

（12）足厥阴肝经（表3-14，图3-14）。

★ 表3-14　足厥阴肝经常用穴位（3个）

穴位	定　位	主　治
行间	本经荥穴。位于足背部第1、2趾间，趾蹼缘后方赤白肉际处	高血压、糖尿病、头顶痛、失眠、青光眼、夜盲症、泌尿系统感染等。对肝硬化、脂肪肝均有效
太冲	本经腧穴，原穴。位于足背部第1跖骨间隙的后方凹陷处	失眠、高血压、痛经，也是各类肝病的重要穴位

（续　表）

穴位	定　位	主　治
期门	肝之募穴，足太阴脾经，足厥阴肝经与阴维脉的会穴。位于胸部乳头直下第6肋间隙前，前正中线旁开4寸	肝炎、肝硬化、胆囊炎、胆石症和肋间神经痛、腹水等

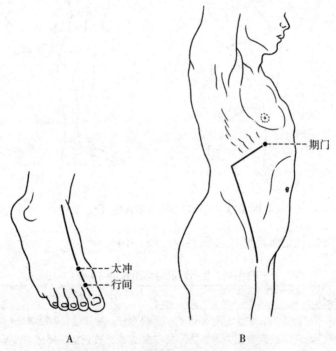

太冲

行间

期门

A

B

★ 图 3-14　足厥阴肝经常用穴位（A、B）

（13）任脉（表 3-15，图 3-15）。

表3-15　任脉的常用穴位（9个）

穴位	定　位	主　治
会阴	任、督二脉和冲脉的会穴。位于会阴部，男性阴囊根部与肛门连线的中点，女性为大阴唇后联合与肛门连线的中点	尿道炎、前列腺炎、子宫脱垂、阴道炎等
中极	膀胱的募穴。为足少阴肾经、足太阴脾经、足厥阴肝经与任脉的会穴。位于下腹部，前正中线上，脐中下4寸	遗尿、尿频、尿急、功能性子宫出血、妇科疾病等
关元	足太阴脾经、足厥阴肝经、足少阴肾经与任脉的会穴。在下腹部前正中线上脐中下3寸。为第一性保健大穴	生殖泌尿系统疾病，包括妇女白带病、痛经，男性的阳痿、前列腺疾病等
气海	位于下腹部前正中线上，脐中下1.5寸，又名丹田。为"生气之海"，精力的源泉	性功能减退，妇科的月经不调，崩漏，带下或是男性的阳痿，遗精，脱肛等
神阙（肚脐眼）	位于腹中部脐中央	消化道疾病和生殖系统疾病，由于此处腹部表皮角质层最薄，屏障功能最弱，药物和电位治疗最易穿透扩散，而且有丰富的静脉网和腹下动脉分支，故常用于脐疗（药物和电位治疗）效果最好
下脘	足太阴脾经于任脉的会穴，位于上腹部正中线脐中上2寸	消化道疾病，如胃痛、呕吐、腹泻、消化不良等
中脘	胃之募穴，八会穴中的脏会穴，也是手太阳小肠经、手少阳三焦经、足阳明胃经与任脉的会穴。位于上腹部前正中线脐中上4寸	"一切脾胃之疾，无所不疗"。故对消化系统疾病效果较好，如胃十二指肠溃疡、急慢性胃炎、肠炎、消化不良等，除此以外，还可以减肥，因为它可以改善胃肠功能减退，加强胃肠蠕动

穴位	定　位	主　治
膻中	为心包之募穴，八会穴中的气会穴，足太阴脾经、足少阴肾经、手太阳小肠经、手少阳三焦经与任脉的会穴。位于胸部前正中线上，平第4肋间，两乳头连线中点	呼吸系统疾病，包括咳嗽、哮喘、胸痛等，也可以治疗循环系统、消化系统病症，如心绞痛、噎膈等
廉泉	阴维脉与任脉的会穴。位于颈部前正中线上，喉结上方，舌骨上缘凹陷处	咽喉部疾病，如咽喉炎、声带小结、声带麻痹等

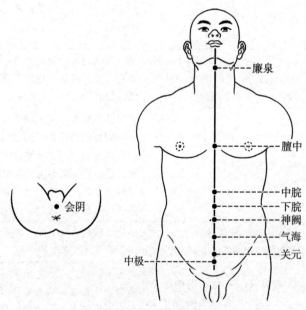

★ 图 3-15　任脉常用穴位

（14）督脉：属于奇经八脉（表 3-16，图 3-16）。

★ 表 3-16　督脉常用穴位（6 个）

穴位	定　位	主　治
长强	督脉的络穴，足少阴肾经之所结处，足少阴肾经、足少阳胆经与督脉的会穴。位于尾骨下端，尾骨端与肛门连线的中点处	生殖泌尿系统疾病，如遗精、阳痿，对消化道的腹泻、便秘、便血、脱肛、痔等均有疗效
命门	在腰部后正中线上，第 2 腰椎棘突下的凹陷处	腰脊强痛、遗尿、尿频、阳痿、盆腔炎、痔、脱肛、坐骨神经痛等
大椎	手阳明大肠经、手太阳小肠经、手少阳三焦经、足阳明胃经、足太阳膀胱经、足少阳胆经与督脉的会穴。位于后正中线第 7 颈椎棘突下凹陷处	发热、感冒、咳喘、颈椎病和脑部疾病，如脑炎后遗症、大脑发育不全
风府	督脉与阳维脉的会穴，位于项部后发际直上 1 寸，枕外隆凸直下，两侧斜方肌之间的凹陷中	感冒风寒引起的头痛和高血压引起的头痛、眩晕，颈椎病引起的颈部神经、肌肉疼痛等，也可以治疗卒中、癫痫等神志病
百会	有"三阳五会"之称，即是三阳经与督脉、足厥阴肝经的交会穴，是人体阳气汇聚的地方，其功能是开窍醒脑，回阳固脱，升阳举陷。位于头部，当前发际正中直上 5 寸，前顶后 1.5 寸（大拇指插进耳洞中，两手的中指朝头顶伸直，两手中指指尖相触之处）	卒中、记忆力减退、头痛、头晕、失眠、神经病、脱肛、子宫脱垂等
神庭	在前发际正中直上 0.5 寸（一横指）	头痛、眩晕、失眠、记忆力减退、精神分裂症、鼻出血、角结膜炎等

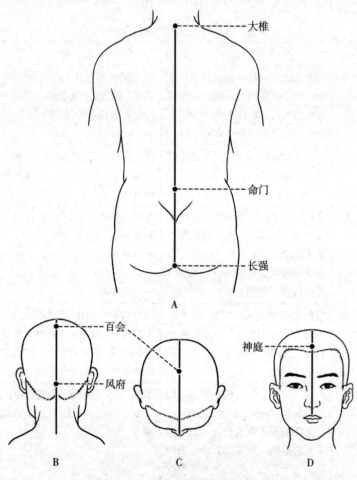

★ 图3-16　督脉常用穴位（A～D）

三、掌握电位电子笔刺激穴位疗法（电子针灸）

（一）什么是电子笔刺激穴位疗法

电子笔刺激穴位疗法就是利用特制的电子笔放在腧穴上，由电位治疗仪导出的仿生电，调节电流强度及导电的时间，按照经络学说选取穴位治疗疾病。

（二）电子笔穴位治疗操作特点

1. **无须消毒，不会交叉感染**　电位电子笔穴位治疗是非介入性的，对皮肤无损伤，也无须消毒，不会交叉感染，如肝炎等，也避免了针灸治疗时出现的晕针、滞针、弯针、折针、出血等和刺伤重要脏器。

2. **属电针治疗范围**　电位电子笔和毫针虽然都是通过穴位刺激达到治疗效果，但毫针治疗主要是机械能，艾灸则是药物和热能，而电子笔则是通过电位电能输出穴位进行治疗，属于电针范围。

3. **操作简单，无须专业人员操作**　操作方便，无须专业人员操作，病人自己或家属可结合穴位知识自行穴位治疗。

4. **多点刺激疗效更佳**　传统针灸刺激只有一个点，而电子针灸笔是对应穴位的一个面，是多点刺激，效果更明显。

5. **电场疗法与穴位疗法的完美结合**　这种治疗是结合电位治疗和点射穴位同时进行，所以能更好地提高疗效。

6. **电位电子笔有两个功能**　即测试治疗仪的工作状态和对穴位或功能区进行点射治疗。

7. **电子笔的治疗头可多种选择**　电子笔的治疗头有平头、梳理头、点状头及波浪头，可用于面部、头部、背部和对敏感部位治疗。不同的治疗头适用于不同部位，达到不同的治疗目的。由于平头输出的面积大，刺激量相对小，可用于面部的治疗，并收到美容的功效；电子笔点状头由于电流相对集中，刺激比较强，对穴位刺激性也强，经络穴位治疗疗效更明显。

8. 电子笔的输出强弱可以调控　根据需要把电子笔插头放在绝缘胶垫上时电子笔的输出较弱；如连接设备局部输出端、导电性能好的地方时，电子笔的输出则增强。

9. 点射剂量的合理选择　电子笔穴位点射，除根据点射部位不同选用不同剂量以外，一般认为小电量（3000）点射为"补"，大电量（6000）点射为"泻"；短时间治疗为"补"，长时间点射为"泻"。

第 **4** 章　电位疗法与保健
CHAPTER 4

　　现代人对健康的重视程度日渐提高，人人都希望有一个健康的身体，一个幸福的家庭。家庭幸福有赖于全家人的健康，同样一个国家的富强也有赖于国民的健康，保健的观念也越来越深入人心。

　　人们不断从饮食、运动、心理等多个角度寻找保健的途径，保健医疗仪器也应运而生。由于电子工业和半导体工业的发展，电位治疗仪已经由大型医院原来用的笨重设备，逐步过渡到体积小、重量轻、操作简单、价格便宜、安全性能高的小型电位治疗仪，并且从医院的圣殿走入家庭，为千千万万的老百姓服务。电位治疗仪不仅可以治病，而且还能防病于未然，跻身于保健行业，为人类的健康保驾护航，使人们拥有一个健康的身体，更好地投身于社会，更好地为祖国建设添砖加瓦，为人类的长寿做出应有的贡献。

一、全身保健

　　电位疗法的保健作用是多方面的，现归纳为如下几点。

（一）净化血液

电位疗法可以改善血液的酸性化，使病态的弱酸性血液恢复到理想的弱碱性血液，使血液得到净化，提高了血红蛋白的含氧量，改善了血液的流动状态，降低了血液黏稠度和血脂，降低了血压和血糖，因而防止了心脑疾病的发生，血液的健康保证了人体的健康。

（二）调节神经

自主神经功能紊乱导致很多疾病的产生，如失眠、抑郁症、神经官能症、胃肠功能紊乱等。而电位治疗对自主神经功能紊乱有很好的疗效，能使自主神经功能紊乱恢复到正常，从而达到保健的目的。

除了自主神经以外，还对大脑皮质的兴奋和抑制起到平衡作用。能起到镇静催眠作用，也可以降低周围神经末梢的兴奋性。

（三）改善血液循环

电位疗法使血流速度加快，微循环改善，对血管有双向调节的作用，血压偏低者使之升高，血压高者可使之下降，而且还可以使心肌收缩力增强，使脑部的血液循环得到改善。

（四）改善肺的呼吸功能

增加氧的吸入量和 CO_2 排出量，促进氧化还原作用的发挥，缓解支气管痉挛，增加肺活量，改善肺功能。

（五）增强泌尿系统的排泄功能

电位疗法可以激活肾功能，增加尿量和代谢产物的排出。

（六）促进皮肤的营养供应

电位疗法能促使皮肤毛细血管先收缩后扩张，使皮温稍升，可以改善组织营养，加速伤口和溃疡愈合。电位疗法在空气中产生臭氧，对皮肤具有杀菌、止痒、镇痛、消炎作用。Hasegaway 用 30kV 交流电场治疗手掌、足底皮肤化脓性感染，好转率达 71.5%。还有学者报道，用其治疗 88 例麻风杆菌引起的肢体痛和失眠，32 例患者不同程度减轻，显效率达 40.7%。

（七）代谢系统

电位治疗可以促进机体的新陈代谢，使体温升高，尿中代谢产物增加，增加患者食欲和体重。

二、局部保养

由于对局部皮肤的刺激可以产生反射作用，对穴位的刺激可以起到保健作用，如乳腺区治疗可使乳汁分泌增加；电子笔作用于足三里，可以起到强壮身体，调节胃肠功能的作用；刺激神门穴则可以使失眠和自主神经系统功能紊乱得到一定的调节。

三、抗衰老

衰老是人体的必然发展过程。日久天长，人的细胞老化，功能下降，代谢水平也随之下降，从而出现组织器官的老化状态和功能下降，产生多种老年慢性疾病。而用电位疗法为细胞的代谢活动提供了更多的生物能量，可以活化细胞，使人体老化进程得到有效的延缓，保证了老年阶段的身体健康，做到"老而不衰"。

　　由于电位疗法可以降低血液脂质过氧化和老化相关的活性酶。大家知道血液中增高的氧化脂使所携带的氧分子可使细胞内氧负荷增加，对细胞衰老产生直接的影响，氧分子具有两重性，既为生存所必需，过多又会对细胞产生毒性，对细胞的生长带来不利影响。电位治疗年龄为 8 周的老鼠，治疗 55 周，结果发现血中过氧化脂的增加率明显缓慢于对照组，说明电位疗法可以抗衰老。日本有人观察通过电位治疗，老年人的关节僵硬、便秘、感觉迟钝、失眠、疼痛、气促均有较高比例的消失和改善。伊藤不二夫等报道对 35 例患有糖尿病、高血压、卒中、缺血性心脏病、肥胖、痛风的患者进行电位治疗，然后进行血清脂质检查，结果 13 名（37%）患者三酰甘油（TG）下降 20～30mg/dl，26 例游离脂肪酸（FFA）呈高值的患者中有 7 例（26.9%）改善至正常范围，另外 6 例垂体功能低下的 4 例经电位治疗后，其中有 2 例游离脂肪酸值较为正常，说明对血脂代谢有双向调节作用。

　　特别需要强调的是，电位治疗是通过电场效应进行预防和治疗的，它是一种全身的治疗方法，对全身各系统起着调节和平衡作用，从而改善人体的内部环境，实现机体的内稳态，它并非是针对某一系统、某个疾病、某种状态，而是对人体生命运动进行调节，具有缓续性，与饮食、运动、心理等共同发挥作用，是综合治疗措施中的有效手段。因此电位治疗是为人体提供全面、根本、整体的预防、治疗、康复于一体的保健手段。

第 **5** 章 电位疗法逆转亚健康
CHAPTER 5

一、亚健康——疾病的前兆

现代社会生活节奏在加快，工作压力大，加班已成家常便饭，加上饮食无度，运动日益减少，疾病这双黑手正悄悄地走来。其实在疾病发生之前，身体已发出警告信号，这就是亚健康状态，是疾病的前奏。

据世界卫生组织全球性调查结果，全世界真正健康的人仅占5%，患病的人占20%，剩下75%的人均处于"亚健康"状态。在我国的调查也大致相似，15%的人是健康的，15%的是有病的，70%的人呈"亚健康"状态。在美国每年有600万人被认为处于亚健康状态。据研究亚健康状态的中年人，经过一段时间，大约2/3的人将死于心脑血管疾病，1/10的人将死于肿瘤，1/8将死于吸烟引起的肺疾病和糖尿病等代谢病，只有1/10的人安享天年。

（一）什么是"亚健康"

亚健康又称之为慢性疲劳综合征、第3状态、亚临床期、病前状态、灰色状态、半健康状态、临床前态、潜病态、诱病态、游移态等。

简单地说，它是介于健康与疾病之间的一种生理功能减退的状态，没有临床疾病的诊断指标，各种检查均在正常范围，但人却感到疲乏无力，精神欠佳，免疫力减退，易感冒，自然衰老加速等。这些都表示健康已亮起了黄灯。

（二）亚健康的起因

1. **过度疲劳** 包括体力、脑力和心理的疲劳，还包括病理性疲劳，如肝炎、糖尿病、肺结核。强大的体力劳动会产生过量的乳酸、丙酮酸、二氧化碳（以上均称为疲劳素）等酸性物质，因而引起全身肌肉酸痛，进一步刺激中枢神经系统而产生疲乏无力、烦躁不安等症状。

脑力活动持续时间过长，也会引起脑细胞缺氧和营养物质供应不足，再加上疲劳素的影响而会感到头晕脑涨、记忆力下降、思维迟钝，因而引起脑力疲劳。

心理疲劳则是从心理上就对劳动与学习失去兴趣，觉得很累，不愿去做，还未工作学习就觉得四肢无力、心烦意乱、头晕等。病理性疲劳则是由于疾病造成的，休息后也不会恢复，只有通过治疗，疾病治愈后疲劳会消失。

2. **失眠** 长期睡眠障碍会引起机体免疫力低下，会抑制激素的分泌，导致衰老和器官功能的减退，长期失眠会引起疲乏、呵欠、心慌、面色灰暗、头晕、耳鸣、饮食无味等表现，日久天长会产生抑郁症、神经官能症，甚至心脏病。

3. **饮食不节制** 暴饮暴食、偏食等不良习惯会造成一系列的不良反应，如肥胖症、高黏血症、高脂血症、高血糖、高血压等。摄入脂肪过多引起肥胖，其糖尿病的发病率是正常人的4倍，心脑血管病也是4倍，脑卒中的危险超过10倍；40%肥胖者由于脂肪代谢异常，脂肪合成增加，分解变慢，表现为高脂血症。

4. 运动量不适宜　运动过度会导致不良后果，但目前普遍存在的是运动量不足的问题，不活动或少活动会导致心血管、代谢、呼吸、运动系统出现一系统症状，如心血管疾病、高血压、肌肉酸痛、关节僵直等，特别是中老年人缺少活动的比例日益加多，肢体如不活动，肌力每天下降 1.3%～5.5%；关节若不活动，则致密结缔组织会取代疏松结缔组织，韧带强度减弱，关节弯曲灵活度降低；而且由于血流减慢引起静脉血栓、痔等，胃肠蠕动减弱而引起消化不良、便秘等。

5. 心理不平衡　随着生活节奏的加快和日益激烈的竞争而心理的压力也越来越大，导致心理问题更加尖锐突出，我国已进入高心理负荷时代，具有"灰色心理""应激性疾病"的患者越来越多，升学、就业、恋爱婚姻等均可形成心理障碍。患者出现闷闷不乐、情绪低落、睡眠不好、想哭、心悸、疲乏无力、易激动、对任何事情都不感兴趣等。有人统计 200 例高血压患者，74.5% 的有不良的心理因素。

6. 环境影响　随着城市现代化，高楼林立，现代化工具手机、电脑、电视、空调、微波炉的大量长期使用，大量电磁波干扰，人体的生理功能也会受损害，如肺的换气功能、血液输氧的功能损害等均是形成亚健康的原因。

7. 其他　烟酒无度。

（三）亚健康的高发人群

由于工作或学习环境、人际关系、社会地位不同等诸多因素的影响，造成大批人群易产生亚健康状态。

1. **青少年** 繁重的作业压力，家长的苛求，使孩子们每天身心不堪劳累，各种各样的课外学习班占满了孩子的娱乐时间，使孩子感到心身疲惫、孤僻、烦恼，甚至失眠等，失去孩子的天真。

2. **大学生** 据调查文科学生中在人际关系、抑郁、焦虑等方面问题较多。理科学生在强迫、固执、敏感方面问题较多。当代大学生的心理障碍发病率已接近 30%。

3. **知识分子** 知识分子劳动时间常超过 8 小时，精力、脑力消耗多，物质报酬不高，他们在社会竞争中高强度的工作和家庭生计之间的矛盾，没有时间进行自我保健，知识分子中猝死、英年早逝者高居全国之首。据报道中科院所属 7 个研究所和北京大学教授在 5 年中有 134 人逝世，平均年龄只有 53.3 岁，比全国人均寿命低 20 岁。其死亡原因大多是劳逸失度，生活不规律，使体质下降，慢性病多发，长期处于"亚健康"没引起足够重视。据调查有 90% 以上医护人员心身疲倦，尤其是心理疲劳为甚，这些都是由于职业环境所造成的高度紧张和高度责任感。而且在 21 世纪医师们面临对科技革命的挑战，如知识重组，要掌握信息、电脑技术，加速知识更新，如基因诊断和治疗，工程技术知识等。

4. **白领阶层** 如三资企业职工、房地产、旅游业等。他们生活条件较好，收入较高，但工作紧张度也高，承受压力也大。调查结果表明，70% 以上的被调查者认为在外企工作固然挣得相对优厚的薪酬，但每天工作忙碌而紧张，下班后疲惫不堪，工作压力大，据统计，77.3% 的外企员工每周工作时间超过 40 小时，19.6% 的人甚至每周工作时间在 48 小时以上。而"白领人士"经常出入应酬场所，食不厌精，脍不厌细，大量吸烟，云遮雾罩，觥筹交错，酒量有时更是难以控制，这样长期以往，摄入热量过多，导致机体失调，形成"亚健康"状态。

其他还有一些小老板、经理、离婚单身、打工者、下岗失业者、更年期人员，离退休者等也均会出现心理障碍，出现亚健康状态。

（四）亚健康的双向转化

健康是人体功能处于正常状态。亚健康和疾病则是人体功能处于不正常状态。

但人体多种功能在一定条件下可以互相转化，即健康状态可以转化成亚健康状态。

除了一些不可抗拒，目前暂不能解决的因素（如遗传因素、环境因素等），其他如社会因素、心理因素、不良的生活方式等均可自我调节、自我控制、自我预防和自我治疗，从而获得健康的身体。特别在早期发现和早期保健，早期预防，防病于未然之中，这是上上策，在已出现"亚健康"状态，积极防治，也可以向健康状态转化、康复。加强保健，提高生活质量也能重新找回健康，不过这已是下策了。因为已造成的器质性或功能性损害，有的可以恢复，有的可以延缓，有的则不能完全恢复成和健康人一样。

（五）亚健康状态的危害

亚健康状态的人，大多数有"三少一多"和"六高一低"的表现。

"三少一多"是指活力减少，反应能力减弱，适应力减低和疲劳感增强。

"六高一低"是指高负荷（体力和心理）、高体重、高血压、高血脂、高血黏稠度以及免疫力功能低下。除了"六高一低"以外，头痛、便秘、隐性贫血、体质虚弱、耳鸣、肝炎的临床前期、脑卒中的先兆等，这些都属于躯体性亚健康。

1. 头痛（如紧张性头痛和偏头痛） 这是由于慢性精神紧张、焦虑、职业性体位不良造成的，是长期紧张的积累所致。其诱因多为睡眠不足、精神疲劳、情绪激动、生活不规律等。长期、反复头痛易致身体虚弱、免疫力下降、心理障碍等。而且应注意头痛往往是严重疾病的先兆，如果对症治疗无效时，应到医院做进一步检查。

2. 便秘 即排便困难，如排便时间超过48小时，粪质坚硬，排便感到不适，就是便秘，中国人大约有12%患有不同程度便秘。

粪便在肠内滞留过久，腐败发酵，则产生有毒气体及有毒物质，如氨、甲烷、粪臭素、硫化氢、吲哚胺类、亚硝胺等以及肠内有害菌产生的内毒素被机体吸收进入血液，造成全身中毒，这些因素可引起头晕、心悸、乏力、烦躁不安、失眠、注意力下降、记忆力下降、口臭、口苦、食欲减退、皮肤瘙痒、色素沉着、毛发发干等，大便困难还会引起肛门裂、痔，另外10%重度便秘者可以患有结肠癌、高血压、心肌梗死，冠心病患者屏气排便，增加腹压会导致脑出血、心肌梗死等严重疾病。

3. 贫血前期 此时血常规化验见血红蛋白和红细胞计数均低于正常值，但又未达到贫血诊断标准，且临床尚无症状，这种"贫血前期"在青少年中多见，若不及时调理则会影响发育，且任何年龄段的人群贫血都可以造成全身组织缺少营养物质和氧，因而导致出现一系列症状，如头晕、记忆力下降、全身无力、胃肠功能紊乱、心动过速等一系列症状。

4. 肝炎前期 又称"亚临床期"，也是亚健康的表现，具体表现浑身无力、食欲减退、不愿吃油腻的菜肴，小便颜色加深，大便颜色变浅，不明原因的关节痛。如继续发展，则可以出现典型的肝炎症状，如出现黄疸和肝大、脾大等。另外，耳鸣、口干、体质虚弱、过敏体质、神经衰弱等一系列的症状也都是亚健康的表现，应用电位疗法均会产生一定调理效果甚至逆转亚健康状态。

二、电位疗法调理亚健康

（一）亚高血压

血压增高是引起冠心病、脑卒中和肾功能衰竭的重要危险因素，国际上称之为"无形杀手"。

按照 1999 年 WHO/ISH（世界卫生组织 / 国际高血压学会）的高血压诊断标准：成年人收缩压 ≥ 140mmHg 和（或）舒张压 ≥ 90mmHg（1mmHg=0.133kPa）即诊断为高血压。

1. 亚高血压的血压　成年人收缩压在 130～139 mmHg，舒张压在 85～89 mmHg 为亚高血压。

2. 亚临床高血压（或临界高血压，正常高血压）的特点　这种高血压在无危险因素存在的条件下，无须服用降压药物治疗，因比正常血压要高，其发生高血压的危险性是正常血压者的 3.5 倍，所以亚高血压有重要临床意义。特别是血压增高使心、脑、肾的损害也随之增多。另外血压是个情绪"器官"。情绪波动（发怒、忧愁、焦虑、恐惧等）均可使血压居高不下，故情绪稳定非常重要。我国是高血压的高发地区，患者高达 1 亿多人，而其治愈率只有 15%，高血压的有效控制率则更是低到 3%，因此对亚高血压的控制显得很重要。

有资料表明：健康的生活方式可使高血压发病率下降55%，脑卒中下降75%，脑肿瘤下降30%，糖尿病下降50%，并使生活质量大大提高，人均寿命延长，而且医疗费用下降到原有的1/10。北京、上海等经过3年干预，高血压发病率下降19.3%，其中临界高血压发病率下降26.5%。

3. 血压升高与时间的关系　高血压发病与时间密切相关，亚高血压比正常人发生危险可能增加数倍。

清晨6~9时，睡眠时血压，体温较低，血流缓慢，血液浓缩变稠，易形成血栓而引起脑卒中，所以睡前1杯水，晨起1杯水可以预防脑血栓。

餐后1h，也可以使血压下降，最高达到2.7~4.0kPa，导致血流减慢而诱发血栓形成，造成心绞痛、心肌梗死等，所以进餐时宜吃七八成饱，绝不能暴饮暴食。

4. 血压升高与其他因素的关系　如用力排便，增加腹压，使血压骤然上升；用冷、热水洗澡，强烈刺激血管收缩与舒张；极度兴奋（愤怒和大喜）也均会使血压骤然上升而乐极生悲；看紧张节目；气温骤变；饮酒过量；用药不当（使血压升高的药）等均可以使血压明显升高而诱发心脑血管疾病。

5. 亚高血压的电位治疗　由于亚高血压状态时除了注意上述情况以外，不需服药，但可以进行电位疗法，因为在电场作用下可以调节自主神经系统。这是由于电位治疗时产生的空气负离子作用和利血平相似，它可以降低脑中5-羟色胺之故。特别是交感神经紧张型的高血压，电位疗法的效果更佳。

南方医科大学珠江医院检测40例高血压患者用电位疗法治疗前后血压值，发现经治疗后患者收缩压和舒张压均明显降低，经统计学处理 $P < 0.001$，有非常显著性差异（表5-1）。治

疗方法：患者坐在高压电场内，每次 30～40 分钟，每天 1 次，10 次 1 个疗程，一般连续治疗 2～3 个疗程。

★ 表 5-1 高血压患者电位疗法治疗比较表

血 压	治 疗 前	治 疗 后	P 值
收缩压（kPa）	22.72±2.88	14.71±1.49	＜0.001
舒张压（kPa）	14.04±1.84	11.17±1.17	＜0.001

（二）糖耐量异常

1. 为什么正常人的血糖是稳定的　人体内糖类有很多种，血糖是指血液中的葡萄糖。糖是人体的主要能源。血糖过低，人的生命活动就会受到影响，特别是脑细胞活动功能，血糖过高加重胰岛 B 细胞负担，以致胰岛素分泌减低，日久天长就发展成为糖尿病。一旦罹患糖尿病，就可能成为终身疾病，如不积极控制高血糖，就会产生严重的后果。

正常人血糖处于动态平衡的状态，维持在一个相对稳定的水平，空腹血糖一般在 3.3～6.1mmol/L，餐后 2 小时血糖在 3.3～7.8mmol/L。

而高血糖的人空腹血糖在 6.1～7.0mmol/L，餐后 2 小时血糖在 7.8～11.1mmol/L，而且糖耐量试验在服糖后 2 小时血糖达 7.8～11.1mmol/L。

血糖增高者，如果这时加以注意，大多数人可以不发展为糖尿病，所以说高血糖阶段是避免糖尿病的最后关口，是我们预防糖尿病的重中之重。

2. 血糖是如何调节的　正常人血糖是处于动态平衡状态，其血糖之所以能稳定，主要是来去相等，收支平衡。血糖来源：食物消化吸收；肝内储存的糖原分解；脂肪和蛋白质的转化。

血糖去路：氧化转换为能量；转化为糖原储存于肝、肾和肌肉中；转变为脂肪等其他营养物质加以储存。

人体调节血糖的重要器官主要是肝，神经系统和内分泌系统，它们共同合作，调节着血糖的稳定。

3. 产生高血糖的因素是哪些

（1）诱发高血糖的危险因素：如糖尿病遗传因素和糖耐量降低者。

（2）暴饮暴食：生活不规则，过于疲劳，大吃大喝，摄取热量过多。

（3）体力活动过少：由于摄入热量大于消耗的热量，使多余的能量变成脂肪而储存起来，造成各器官功能衰退，胰岛细胞的功能衰竭，故易发生糖尿病。

（4）过度肥胖：是糖尿病的基础，有学者把糖尿病称为"糖胖病"，胖人由于脂肪细胞变的肥大，使胰岛细胞受体密度变小，对胰岛素的敏感性降低，血糖容易升高。为了保持血糖的平稳，患者的胰岛超量工作，多释放胰岛素，久而久之，胰岛功能衰退，血液中胰岛素水平降低，血糖开始升高。

20世纪80年代，瑞文提出一个"七综合征"，即代谢综合征，这综合征包括有"八高"：高体重、高血糖、高血压、高血脂、高血黏度、高尿酸、高脂肪肝发病率和高胰岛素血症。如果八高中有二项以上，即使现在血糖不高，也易患糖尿病。

（5）社会和环境因素：精神紧张，情绪波动，心理压力过大和突发的创伤和意外，均可能成为血糖增高的诱因。

4. 高血糖对人有哪些危害　胰岛素的缺乏导致高血糖有以下危害。

（1）水、电解质代谢紊乱：高血糖导致血浆渗透压升高，血糖浓度超过肾重吸收糖的阈值时，即通过肾排出，随尿糖排出必然带出大水分，同时也排出大量电解质钾、钠、引起水、电解质紊乱。

高血糖引起细胞外液渗透压增高，细胞内水分被吸收到细胞外，引起细胞脱水，尤其是脑细胞内脱水，更是危险。

（2）多种慢性并发症：因葡萄糖是合成糖蛋白的底物，长时间高血糖可使毛细血管基底膜糖蛋白合成增加，基底膜增厚，内皮细胞增高，管壁粗糙，管壁变窄，血流缓慢，因而导致各种并发症的发生。所以在高血糖这种亚健康状态时，必须要调整心态，少饮酒，不吸烟，持之以恒进行体育锻炼，避免大吃大喝，肥甘厚味，避免肥胖，避免过度紧张劳累，力求做到开朗、豁达、乐观，这样可以使糖尿病的发病率下降。

5. **高血糖的电位治疗** 电位疗法可以降低患者的血糖和改善患者的微循环，所以对高血糖亚健康的人具有很好的保健作用。

在电位治疗时，人处于电场之中，由于离子和带电复合物的改变，血液 pH 的碱性倾向，中和了由于组织细胞缺氧性代谢障碍所呈现的血液 pH 的酸性倾向；离子的位移和血清蛋白质组合的改变，尚可降低血黏度，抑制血小板和红细胞聚集，增加红细胞的变形能力，改善机体组织缺血、缺氧状态。陆军总医院张俊杰证实电位治疗糖尿病可以改善微循环，促进糖尿病患者血糖的降低，故使高血糖、缺氧状态缓解、胰岛素的外周阻力降低，促进胰岛素降低血糖的生物效应这些因素也强化了血糖的降低。

（三）耳鸣

耳鸣就是自觉耳中有鸣响声的表现，它就是指在无任何外界相应的声源或者电刺激时耳内或头部所产生的声音的主管感觉，即主观性耳鸣，另外也有客观性的耳鸣，即有相应的声源如血管源性或肌源性的杂音，耳鸣患者患病率为 17.8%。其中 49.1% 的患者偶尔有耳鸣，对于听力下降的患者 70% 伴有耳鸣。耳鸣患者占耳鼻咽喉的治疗的 10%～20%，其中有 2% 耳鸣患者严重影响生活、睡眠、精力集中、工作能力和社交活动。随着人们心脑血管疾病的增多，人口老龄化和工业环境噪声的增加，耳鸣的发病率将逐年增加，严重影响人们的生命质量，因此耳鸣已成为临床迫切需要解决的难题。而电位治疗则为此开辟了一条新的治疗途径。

河北医学院附属第三医院薄丽亚报道用电位通过经络穴位治疗 18 例（20 只耳的耳鸣）近期疗效明显（表 5-2）。

患者全身治疗一般用 9000V/30min，根据病情请加用电子笔做穴位电子治疗（每穴 30s）开始用 3000V，以后根据病人耐受能力提高电压。常用的穴位有耳门、听会、翳风、侠溪、中渚。肝胆火盛者配太冲；脾肾不足者配足三里、太溪、肾俞、关元；外感风邪加外关、合谷。每日治疗 1 次，每次 30min，10 天为 1 个疗程。

★ 表 5-2　治疗效果与病程关系

有效时间（%）	耳数	治愈	显效	有效	无效
1 周内	10	4	5	1	0
1 周至 1 个月	5	1	2	1	1
1～6 个月	3	0	1	1	1
6～12 个月	2	0	0	1	1
合计	20	5	8	4	3

作者认为在高压电界之中，围绕在人体皮肤周围的空气由于电离作用而离子化，离子作用加强了耳蜗毛细胞的新陈代谢，促进了细胞膜的物质交换及毛细胞的复活，保持了内环境的稳定。另外，还在电位治疗下，调节机体的交感、副交感神经功能，使耳鸣减轻甚至消失。

（四）疲劳

疲劳又称疲乏，它不是一个特异症状，而是一个主观上有疲乏无力的不适应感觉，在生理上由于乳酸和其他代谢产物的堆积，肌肉张力下降，运动耐久性降低。由于二氧化碳的堆积刺激呼吸中枢，导致打哈欠。因为运动过度或刺激过强，细胞组成或器官的功能或反应能力减弱，如听力疲劳、视力疲劳、肌肉疲劳等。

国家体育总局运动医学研究所方子龙等研究电位治疗对提高运动员能力、促进疲劳恢复、调节功能状态的疗效。他们对于 12 名男性田径运动员（18—20 岁）进行电位治疗每日训练结束后治疗 30min，电压为 30 000V，连续治疗 4 周，而另外 12 位运动员则不进行治疗。

受试者处于夏训期，而两组受试者均进行正常训练，治疗前后进行生理生化指标的测试。结果如下。

①试验组递增负荷运动后第 15min 的心率较运动后 15min 的平均心率明显降低；②试验组约 30s 平均无氧功率明显提高；③试验组血乳酸曲线左移，而对照组右移；④试验组的平均握力明显增加；⑤试验组的血清促黄体生成素水平明显升高，对照组的睾酮 / 皮质醇比质明显下降；⑥试验组的血清尿素氮水平明显降低；⑦两组受试者的无氧阈功率，身体成分、血液系

统、免疫球蛋白的水平、肌酸激酶活力、乳酸脱氢酶活力，血脂水平和抗氧化能力均无明显变化。

以上结果证明，电位治疗有明显抗疲劳效果。主要表现：①促进有氧运动后心率的恢复；②提高无氧运动能力；③加快无氧运动后血乳酸的恢复；④增加握力；⑤提高垂体 - 性腺轴功能和防止运动性睾酮 / 皮质醇的比值降低；⑥降低血清尿素氮水平，减轻训练造成的肌肉微结构的损伤程度和促进休息后的恢复。

第 **6** 章　电位疗法调治常见病
CHAPTER 6

一、冠心病

1. **什么是冠心病（冠状动脉粥样硬化性心脏病）**　冠心病是冠状动脉，粥样硬化使血管腔阻塞，导致心肌缺血、缺氧而引起的心脏病，我们称为"冠状动脉粥样硬化性心脏病"，简称"冠心病"。

由于心脏是全身血液流动的泵，将血液泵向全身，所以心脏工作量很大，消耗的能量也很大，心肌耗氧量也很大（其耗氧量占全身耗氧的 10%）。体内其他组织从动脉内摄取血氧只占 25% 左右，而心肌组织却能摄取 60%～65%，但心肌储存氧和能量物质却很少，所以心脏是处于耗氧量大、耗能大而储备量少的活动的状态。心脏要正常活动，就必须有足够的血液和氧供给。

冠状动脉是唯一供应心脏血液的动脉，是心脏的生命线。正常情况下，冠状动脉能给心脏充足的血液和足够的氧。但冠状动脉如果发生动脉粥样硬化，动脉壁形成斑块，斑块破裂，造成血管腔内血栓形成或冠状动脉痉挛，加上侧支循环不易形成，使通过的血液减少。心脏得不到足够的氧和能量，就使心肌收缩无力，代谢产物堆积，出现胸闷、气憋等症状，即所谓"心绞痛"；如某一支冠状动脉完全堵塞，就会使其供应部分的心肌发生缺血性坏死，即所谓"心肌梗死"。

2. 冠心病的分类

（1）心绞痛：主要表现为胸骨后偏左下方憋闷或剧烈疼痛，疼痛可向左肩放射，有的甚至放射到左侧上臂及小手指，为暂时心肌供血不足引起，多在3～5min消失，是临床中最常见的一种类型。

（2）隐匿型或无症状性冠心病：患者无症状，但是心电图有心肌缺血表现。

（3）急性心肌梗死：由于冠状动脉严重病变或痉挛造成冠状动脉某一主支完全阻塞，使部分心肌缺血坏死，临床表现为持续性不易缓解的剧烈的心前区疼痛，有明显的心电图和血液化验改变，血清肌酸、磷酸激酶（CPK）、谷草转氨酶（GOT）、乳酸脱氢酶（LDH）增高。

（4）心律失常：由于心肌供血不足，影响心脏兴奋及传导系统，从而引起心脏节律及传导的功能障碍，出现心律失常。此时患者会发现自己脉搏忽慢忽快、不齐等。

（5）心力衰竭：由于心肌缺血，心肌硬化，心肌收缩力下降，从而表现为心力衰竭，出现发作性气急、咳嗽、水肿等。

（6）缺血性猝死：突发心搏骤停而死亡，多为心脏局部发生电生理紊乱或起搏、传导功能发生障碍引起严重心律失常所致。

3. 冠心病的主要危险因素　冠心病的危险因素很多，主要是高血压、高脂血症和吸烟，还有糖尿病、肥胖、缺乏体力活动、精神过度紧张、冠心病家族史等，这些危险因素和冠心病的作用机制还未完全清楚，但多种危险因素同时存在时，其冠心病的发病率则以倍数增加。

（1）高血压：60%～70% 心绞痛患者伴有高血压，高血压患者患冠心病的概率比正常血压者至少高出 2 倍。

大量研究表明，高血压可以损伤动膜内皮引起动脉粥样硬化，而且加速动脉粥样硬化，另外，高血压是心绞痛的诱因，由于血压升高引起心脏负荷增加，心肌耗氧量增加，从而加速诱发及加重心绞痛。高血压更大的危险是血压升高可能触发粥样硬化斑块破裂，血栓形成，堵塞冠状动脉，导致急性心肌梗死。

（2）高脂血症患者：血中胆固醇高于身体需要时，就会积聚在血管壁上，如积聚在冠状动脉壁上使之狭窄、阻塞，使心肌缺血、缺氧，甚至造成心肌坏死，于是造成心绞痛、心肌梗死。

（3）高血糖患者：据研究发现，在糖尿病症状出现之前就潜在着患冠状动脉粥样硬化性心脏病的高危险性，专家认为易发生糖尿病的高危险人群，并发冠心病的概率也很高，值得注意的是许多糖尿病患者发生心肌梗死时多为无痛性或不典型性，发病率在 16%～42%，这可能是由于营养心肌的冠状动脉分支已有广泛的微血管病变或侧支循环不好，在发生心肌梗死前就处于低氧状态，心肌一部分骤然梗死缺血，尚无足够的代谢产物释放，从而不引起明显疼痛。

（4）吸烟：吸烟对人体只有百害而无一益，即使是很少量的吸烟也不例外，吸烟可以加速血管硬化，增加患心脏病的危险性。

所以说高血压、高血脂、高血糖、吸烟是冠心病的四大元凶。

4. 冠心病的诊断　通常中年以上的患者，特别是男性有典型心绞痛病史者，心绞痛的诊断大致可以确立。若症状不典型，且发作时心电图又无缺血表现，则需进行运动试验、放射性核素检查或是冠状动脉造影方可确诊。

（1）运动试验：约有 65% 心绞痛患者于运动试验时可呈阳性表现。运动耐力低，运动试验时血压下降，ST 段降低，明显者常表明冠状动脉病变严重。

（2）放射性核素检查：90% 以上心绞痛患者于运动试验时行 [201]TI（[201]铊），心肌扫描可检测到心肌缺血。

（3）冠状动脉造影：可发现心绞痛患者至少有冠状动脉主支或主要分支狭窄达 50% 以上，目前冠状动脉造影是确诊冠心病最可靠的方法。

关于冠心病的诊断，心电图是最基本的检查，心绞痛患者休息时心电图往往正常，有的患者则表现为陈旧性心肌梗死，也可呈左心室肥厚劳损，束支传导阻滞或轻度 ST-T 改变。

当心绞痛发作时，部分患者的心电图仍正常，但多数患者会出现特征性的缺血型 ST 段改变，这种改变几分钟即可消失。有的患者在心绞痛发作后，疼痛已缓解时才出现上述 ST 段改变。由冠状动脉痉挛引起的心绞痛，心电图既可呈现 ST 段抬高，亦可表现 ST 段压低（图 6-1）。

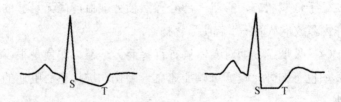

★ 图 6-1　心肌缺血的心电图模式图

5. 冠心病的药物治疗

（1）硝酸甘油酯：0.3～0.6mg，发作时含于舌下，为目前最常用的方法，此药药效持续时间短暂，只作为临时扩张冠状动脉之用，以缓解疼痛。

平日可以口服 5- 单硝酸异山梨酯缓释胶囊，属于长效硝酸盐制剂（每次 40mg，每日 1 次），硝酸盐制剂除使冠状动脉扩张，增加冠状循环的血流外，还能减少静脉回流心脏的血量，减少心脏负荷和心肌对氧的消耗。

（2）肾上腺能及 β 受体阻断药：可阻断拟交感类对心率性和心肌收缩性受体的刺激作用，减缓心率，减少心肌收缩力和耗氧量，从而缓解心绞痛的发作。与硝酸盐合用，可增强抗心绞痛的作用。

常用的药如美托洛尔（倍他乐克），可用于治疗高血压、心绞痛、心肌梗死、心律失常、心脏神经官能症以及心力衰竭等心脏病。

（3）钙通道阻滞拮抗药：双嘧达莫（潘生丁）及小量阿司匹林和中药均有一定效果。

对确诊心肌梗死患者应绝对卧床休息、镇痛、镇静、吸氧、及时住院，有溶栓适应证者应力争早期溶栓，并早期应用支架或旁路移植手术。

6. 冠心病的预防

（1）保持情绪稳定：情绪波动最易引起心血管意外，绝不要大喜大悲，大怒大惊，如看凶杀电视、惊险游乐、剧烈的球赛、生离死别……均是引起冠心病发作的因素，应特别注意。

（2）保持饮食平衡：要防止暴饮暴食，切忌荤腥厚味，如高脂肪食品、糯米甜食、过度的酒和过咸的菜等。多吃水果、蔬菜，每天饮奶 1 杯，增加禽类及鱼类等含蛋白质丰富而含脂肪较低的食物。

（3）饮足够的水：冠心病患者应饮用适当的白开水或茶水，及时补充体内水分，特别夏天出汗多，血液易黏稠、易形成血栓，易导致心肌梗死。心脏病易在清晨时发作，有学者认为与夜间缺水有关，所以半夜醒来时适当地喝点水，降低血液稠度，对预防血栓形成有益。

（4）保持冷热平衡：冷热的变化直接影响心脑血管功能，故冠心病患者不要忽冷忽热，在季节交替时应特别注意，每年的4月份和9、10月份，探亲访友，外出旅游要做好防寒保暖。心脏病好发时间在早晨4～10时，为70%～80%冠心病患者的发作时间，故这时间服药，饮水，防止剧烈活动，以免心脏病发作。

（5）保持血压平稳：血压波动是心脑血管疾病的重要原因，所以高血压患者千万注意避免情绪激动，保持血压平稳。

7. 电位治疗冠心病 由于电位治疗能使微血管扩张、血流加速，从而有活血化瘀，改善微循环的作用。另外，通过改善血清中脂蛋白结构，可降低血液黏稠度，改善冠状动脉的供血。从而增加心肌的血氧供应，改善心肌受损及其心肌的复极功能；电位疗法还可以调节神经系统特别是自主神经系统功能，对改善血管弹性和减低外周阻力起到一定作用。

中山医科大学附属三院报道用电位疗法治疗冠心病心绞痛36例：主要表现胸痛、心悸、气短、心绞痛，心电图示心肌缺血。（ST段下移0.5～0.15mV，T波倒置或低平）。冠心病高血压34例，除冠心病表现外，血压收缩压19～24kPa，平均22.72kPa；舒张压12～14.5kPa，平均13.25kPa。冠心病心律失常9例，除冠心病表现外，心电图示：频发房性期前收缩，房速或房颤，频发室性期前收缩（二、三联律）。冠心病兼有颈椎病 15 例，患者除冠心病表现外，尚有眩晕、头痛、恶心、呕吐，经 X 线诊断为颈椎病，脑血流图显示椎 - 基底动脉供血不足。

从表 6-1 观察 94 例中显效 48 例，好转 40 例，其有效率达 93.6%。其中以冠心病伴高血压和颈椎病显效率最高，心绞痛和心律失常次之，疗效差或无效者是因为未能坚持 1 个疗程。

★ 表 6-1 临床治疗效果［例数（%）］

疾病	例数	显效	好转	无效
冠心病心绞痛	36	13（36.1%）	19（52.8%）	4（11.1%）
冠心病高血压	34	20（58.8%）	12（35.3%）	2（5.9%）
冠心病颈椎病	15	13（86.7%）	2（13.3%）	0
冠心病心律失常	9	2（22%）	7（77%）	0
合计	94	48（51%）	40（42.6%）	6（6.4%）

笔者观察用电位治疗 119 例不同病种的患者，平均治疗次数为 23.5 次，显效、好转、无效的平均治疗次数分别是 28.5 次、13.9 次、4.5 次，由此可见疗效与治疗次数成正比。

中山医科大学附属医院也报道用电位治疗冠心病心绞痛 18 例和高血压心绞痛 6 例，均取得良好疗效（表 6-2）。

★ 表 6-2 临床治疗效果［例数（%）］

病　种	例数	显效	好转	无效
冠心病心绞痛	18	8（44.44%）	10（55.6%）	0
高血压心绞痛	6	4（66.7%）	2（33.3%）	0

广东省第二中医院对电位治疗 18 例冠心病患者治疗前后的

心功能参数进行比较（表6-3）。

冠心病患者大多数具有不同程度的心功能降低，尤其是心脏的心缩功能减退更为明显。下表可以看出治疗后明显降低心脏的前后负荷，尤其是总外周阻力，具有统计学上的显著差异（$P < 0.01$）（表6-4）。同时也能增强心脏收缩功能，增高动脉灌注压，改善血管功能，调整心室运动的协调性和主动脉的顺应性，从而使排血量增加，致心脏供血得以改善。

★ 表6-3　心功能参数的变化（$\bar{x}$ +S，$n=18$）

项　　目	正常值	治疗前	治疗后	P 值
每分钟输出量（CO）	4 ～ 7L/min	6.82±1.8	7.96±1.8	< 0.05
每搏量（SV）	60 ～ 120ml	80.3±13.5	118.5±12.6	< 0.01
心脏指数（CI）	2.5 ～ 4L/（min·m^2）	2.66±1.84	4.18±2.31	< 0.01
左心室做功指数（LVWI）	2.9 ～ 6.4 kg/（min·m^2）	3.20±2.50	5.88±1.96	< 0.05
舒张期振幅时间指数（DATI）	> 0.6	0.43±0.10	0.65±0.82	< 0.05
机械舒张时间	450 ～ 633（ms）	561.2±11.3	5.96±13.8	< 0.05
冠状动脉灌注压（CPP）	> 7kPa	6.53±0.24	8.28±1.26	< 0.05
主动脉顺应性（AC）	> 1.6（ml/mg）	4.20±5.60	8.10±2.50	< 0.01

表6-4 心室负荷的变化（$\bar{x}$+S，n=18）

项　目		治疗前	治疗后	P 值
前负荷	肺毛细血管嵌压（PCDP）	（2.53±1.36）	（1.20±0.12）	＜0.05
	左心室舒张终末压	（1.68±0.22）	（2.48±1.04）	＜0.05
后负荷	总外周阻力（TPR）	（1860.2±11.30）dyn/m²	（16925±12.50）dyn/m²	＜0.01

注：1 dyn=0.01mN

南方医科大学珠江医院用电位治疗 44 例冠心病患者，其中显效 20 例，好转 8 例，无效 6 例。治疗的效果与治疗时间（次数）成正比。

二、心律失常

心律失常是指心脏电活动的频率、节律、起源部位、传导速度或激动次序的异常，按其发生原理分为冲动形成异常和冲动传导异常。

引起心律失常的原因分为生理性因素和病理性因素两大类。

1. 生理性因素　如运动、情绪激动、进食、体位变化、睡眠、吸烟、饮酒或咖啡、冷热刺激等。

2. 病理性因素　如心血管疾病、甲状腺功能亢进或减退发热、低血糖或药物影响，如洋地黄、扩张血管药物等。还有电解质紊乱、麻醉手术、电击、中暑等，也均是心律失常的原因。

心律失常发作时的心电图记录是诊断心律失常的重要依据。

完全预防心律失常发生有时是非常困难，故采取适当措施，减少发病率。如心律失常的诱因，包括吸烟、酗酒、过劳、紧张、激动、暴饮暴食、感冒发热等，所以患者应保持平和稳定的情绪，精神放松，按时作息的习惯。保证睡眠，适当运动，保持大便通畅，饮食定时定量，不饮浓茶不吸烟。

患者应合理用药，并应注意药后的反应。有些抗心律失常药物常可导致心律失常，所以应尽量少用药，用药后应密切注意用药后的反应，定期复查。

以往认为禁忌使用电位进行治疗，可能是高压电场对心脏正常功能影响的作用机制不清楚造成的。

解放军总医院肖红雨等对用电位进行治疗 24 例，这些患者治疗前停服或未服用过抗心律失常药物时看是否影响心脏正常电生理活动，所以在对心脏窦房结功能的观察上，重点对最高心率、最低心率、平均心率进行了治疗前后对照分析，未发现高电压电位对心脏正常电生理活动产生显著抑制作用（窦性心率均 > 60/min），提示电位治疗对心脏窦房结功能无明显影响。

电位治疗后复查 24 小时动态心电图，如期前收缩数量较治疗前减少 80% 以上则定为痊愈，24 例中有 6 例，占 23.1%；如期前收缩数量较治疗前减少 50% 以上，则定为显效，24 例中有 6 例，占 23.1%；如期前收缩数量较治疗前减少 20% 以上，则定为有效，24 例中有 5 例，占 19.2%；如期前收缩数量较治疗前减少 10% 以下，则定为无效，24 例中有 3 例，占 11.5%；如期前收缩数量较治疗前增加 10% 以上，则为加重，24 例中 6 例，占 23.1%，总有效率 65.4%。

研究证明电位治疗对部分心律失常具有较好疗效。

心律失常 24 例中包括持续房性或室性期前收缩。合并高血压病及甲状腺功能亢进症 1 例，持续性心房颤动 1 例，冠状动脉狭窄 1 例。

三、神经官能性心脏病

1. **心脏神经官能症**　是由于神经功能失调，引起心脏血管功能紊乱所产生的一种综合征，在病理解剖上心脏血管无器质性病变，但临床上却出现心悸、心前区痛、呼吸不畅、全身无力等症状，女性比较多见。从广义来说，许多不伴器质性心脏病的心律失常，如期前收缩，阵发性心动过速等也均属于本病范围，这种病在有心血管疾病相关症状的病人中约占 10%。

神经官能性心脏病又名神经性循环无力，过去认为这种病为非器质性改变，临床上未给予足够重视，但后来医学家研究表明，由于它可以影响心脏传导、舒缩以及其他功能，严重者可导致心肌梗死和猝死，因而应引起重视和治疗。

2. **发病原因**　正常心血管系统受神经和内分泌系统的调节，其中神经系统的调节起主导作用。高级神经中枢通过交感和副交感神经的自主神经系统来调节心血管系统的正常活动，由于外来和身体内部各种因素的作用，使自主神经系统功能失调，交感神经张力增加，迷走神经减弱，导致心血管系统功能紊乱而引起心脏神经官能症。

3. **不适表现**　症状多种多样，常见症状是心悸、心前区疼痛、呼吸不畅和全身乏力。此外，伴有易激动、失眠、多汗、颤抖、头晕等。

心悸最常见，心前区不适是由于交感神经张力增高所致，多伴有窦性心动过速，血压暂时升高和心排血量增加。

呼吸不畅是自觉空气不足，因而加深呼吸，久之，血中二氧化碳浓度降低，可出现四肢麻木、手足搐搦、头晕等。

体检无异常，也可发现病人有焦虑和紧张的心情、手掌汗多、两手颤抖、心率稍快、心前区有收缩期杂音，偶尔出现期前收缩。

4. **药物治疗** 可常规给予口服谷维素片100mg，3/d；普萘洛尔（心得安）片10mg，3/d，心烦、失眠时给予地西泮1mg，口服。

病人保持平静的心态，生活规律化，适当参加一些体力锻炼和劳动。

也可针灸穴法治疗，常取神门、内关、心俞等穴位或服中药（如安神补心丸等）。

5. **电位治疗** 由于高压交变电场改善心脏神经官能症的自主神经功能，故可以使心脏神经官能症患者心电图表现为ST段压低、T波低平、平坦、倒置等得以恢复，使心率减缓，ST段振幅下降，同导联R/T比值回升，与治疗前比较有明显差异，其主要原因是：①电的交流交变模式对人的自主神经系统是一个良性刺激，起到调节的作用；②通过电场电离作用，使心肌细胞膜内阴离子增加，细胞膜外流的Na^+减少，而对K^+的吸入增多，从而使心室肌复极化过程恢复正常；③由于电场产生和臭氧直接调节紊乱的自主神经系统，使交感神经兴奋性降低，迷走神经活性增高，恢复正常的心脏调节功能。

武警湖北总队医院张静、陈新武、刘秋君报道用电位疗法治疗107例神经官能性心脏病患者，随机分为电位组55例（用电位治疗）和常规组52例［口服谷维素和普萘洛尔（心得安）治疗］。二组分别进行心电图检测，结果治疗后两组临床疗效及心电图检测均有显著性改善，电位治疗组优于常规组。证明电位治疗心脏神经官能症有好的治疗效果，它可以降低心率，改善心电图检测指标（表6-5，表6-6）。

★ 表6-5　两组患者治疗前后心电图改变

组别	时间	心率（次/min）	ST段（mV）	R/I	P值
电位组（n=55）	治疗前	85.4±7.3	0.09±0.04	8.3±2.1	
	治疗后	73.6±9.2	0.06±0.04	12.4±2.5	均＜0.05
常规组（n=52）	治疗前	84.7±7.3	0.09±0.04	8.6±2.2	
	治疗后	79.4±9.1	0.08±0.05	9.5±2.3	均＜0.05

★ 表6-6　两组患者治疗前后临床疗效比较

组别	n	显效	有效	无效	总有效率	χ^2	P值
电位组	55	31（56.4%）	17（30.9%）	7（12.7%）	87.3%	4.05	＜0.05
常规组	52	17（32.7%）	20（38.5%）	15（28.8%）	71.2%		

四、高血压

1. **什么是血压、高血压**　血压就是血液在血管中流动时血流加于血管壁的侧压力，动脉内的压力称为动脉压，静脉内的压力称为静脉压，毛细血管内的压力称为毛细血管压。

血压是维持人体各脏器正常灌注所必需的，通常我们说的血压是指动脉压，心脏收缩时，大动脉内产生较大的压力称为收缩压（高压），心脏舒张时，动脉借助大动脉弹性回缩产生的压力继续推动血液向前流动，称为舒张压（低压），收缩压和舒张压之间的压差称为脉压。

目前，我国高血压的诊断标准是根据世界卫生组织制定的标准，正常成年人收缩压＜140mmHg、舒张压＜90mmHg。正常成年人收缩压≥140mmHg和（或）舒张压≥90mmHg，即为高血压。在正常生理情况下，如休息和运动、安静和激动、空腹和饱餐、早晨和晚上，血压均有一定波动。在临床上，有学者认为舒张压升高更有诊断意义。若舒张压在95～104mmHg则为轻度高血压，舒张压在105～114mmHg则为中度高血压，舒张压在115mmHg以上者则为重度高血压。

（1）高血压分为三期

1期：没有脏器损伤的客观依据。

2期：具有以下脏器损伤中的任何一项，体检、X线、心电图或超声心动图显示左心室肥大或扩大，视网膜动脉弥漫性或局限性变窄，蛋白尿和（或）血肌酐浓度轻度增高。

3期：有高血压所致脏器损伤的症状和体征或功能障碍，如左侧心力衰竭、脑出血、高血压脑病、肾衰竭、视网膜出血、渗出及视盘水肿。在3期高血压尚有心绞痛、心肌梗死、颅内动脉血栓形成、夹层动脉瘤、动脉阻塞性疾病，但不列为诊断3期高血压的依据。

（2）高血压分为两大类

①一类是原发性高血压：是指原因不明的高血压，但可能与以下几种因素有关。

遗传因素：是多基因遗传，患者家族中有高血压者可高达50%。

膳食影响：过多摄取膳食中的钠、钾、钙、镁离子，致其比例失调引起。

超重肥胖：体内血液容量增加，心脏负担加重，使血压上升。

精神紧张：如司机、会计、高空作业等人员发病率较高，由于精神紧张引起的神经失调与小动脉痉挛有关。大喜、大怒也会使血压升高。

吸烟，酗酒。

通常，原发性高血压占高血压人群的 90% 以上。

②继发性高血压：血压升高有明确的病因，占高血压人群的 5%～10%。继发性高血压可能是由于肾疾病、内分泌疾病（如肾上腺肿瘤或增生）和其他原因所致，经治疗原发病可以使部分患者高血压得以根治。

2. **高血压的危害**　高血压不仅是一个独立疾病，同时也是心脑血管疾病的重要危险因素，不管是舒张压升高还是收缩压增高，均会使心脑血管疾病的发病率和病死率增高，引起冠状动脉粥样硬化性疾病、脑血管病、肾血管疾病等一系列疾病，在美国超过 50% 的心脏意外及 2/3 的脑卒中病人都患有高血压。

国内报道每 100 位脑出血患者中有 93 位伴有高血压，100 位冠心病患者中有 50～70 人伴有高血压。据世界性组织预测，到 2020 年，非传染性疾病占死亡原因的 79%，其中心脑血管疾病将居首位。

3. **高血压的临床症状**　高血压的典型症状早期为头痛、头晕、失眠、记忆力降低、注意力不集中、烦闷、心悸、乏力；老年人表现不典型，常无任何表现，多在体检时发现，有的血压高达 230mmHg 无任何不适，所以说高血压是"无声杀手"。

高血压很难治愈，一旦患病应终身注意非药物调理或与降压药为伴。

过度兴奋或愤怒可能出现高血压危象：头痛、头晕剧烈，恶心、心悸、全身出冷汗，继而出现心、脑、肾及肠系膜动脉剧烈痉挛，出现血压持续升高、上下肢体失灵、阵发性腹痛、心绞痛、视物模糊等症状，严重者可发生脑出血。故发现高血压危象应及时到医院救治，以免复发。

4. 高血压的药物和非药物治疗　高血压治疗的最终目的是减少心、脑、肾等器官并发症的发病率及病人病死率。

（1）药物治疗：要根据患者不同的具体情况选用不同的药物，常用的药物如下所述。

①利尿药：如氢氯噻嗪（双氢克尿塞），主要是降低体内钠而产生降压效应，但应注意及时补充钾。

②β受体阻断药：如美托洛尔（倍他乐克）、普萘洛尔（心得安）等，它使心排血量降低以及外周循环适应性改变以维持外周血流量，使外周血管阻力下降，还可以抑制肾素释放，故对高肾素型高血压效果较好。

③钙通道阻滞药：如硝苯地平（心痛定），常用于老年人血压1期、2期，使心肌收缩力降低，外周阻力血管扩张，阻力降低，血压下降。

④血管紧张素转化酶抑制药：如卡托普利使血管紧张素生成减少，使血管扩张、降低血压。

（2）非药物治疗：作为辅助治疗，如限制食盐，减轻控制体重，戒烟限酒，低脂饮食，增强锻炼活动，调整生活规律，保证足够睡眠，避免情绪波动和过度劳累。

老年人的降压治疗可使心血管发病率及病死率下降20%～50%。

5. 电位治疗　自主神经系统对高压交变电场比较敏感，有助于使紊乱的功能正常化，使末梢血管正常开放，促进血液循环，调整血压。

肾素血管紧张素系统在高血压发病中起到极其重要的作用。有研究结果证明用电位治疗血管紧张肽酶数值高的交感神经紧张型高血压效果很好，并对 28 例高血压（收缩压＞160mmHg）、16 例低血压（收缩压＜100mmHg）以及 25 例血压正常人群（收缩压 100～160mmHg）治疗 15min 后，高血压的收缩压变化为（−18.6±12.2）mmHg，与正常血压人群相比较有显著差别（$P<0.005$），而且血压越高，降压越明显。而低血压群收缩压度化为（5.5±8.7）mmHg，与正常血压人群比较同样存在明显差别（$P<0.025$），而正常人群血压，其收缩压变化为（−5.8±10.9）mmHg，表示出轻度下降。

张雯报道用电位治疗高血压患者 58 例，均为原发性高血压，其中高血压 1 级、2 级 8 例、3 级 10 例。平均治疗 8 周，每天 1 次，每次 1h，结果 58 例中 28 例好转，22 例有效，8 例无效，总有效率达到 86％。好转 28 例中，15 例血压下降，平均下降 3.33/1.09kPa，13 例减少用药剂量甚至停药，血压维持正常水平，同时主诉明显减轻或消失；无效 8 例中，5 例血压不定，主诉均未有明显变化，3 例血压上升，分别为 55/25mmHg、20/15mmHg、40/15mmHg；在安全性方面，1 例患者治疗后即刻血压上升较明显，休息片刻即恢复，其余患者治疗均非常安全，安全系数为 100％。

第四军医大学唐都医院理疗康复科刘朝晖博士使用中低频电位治疗仪治疗 32 例高血压患者时，其输出电压为 3000/6000/9000V，三档定时可供选择，且有 3 种自动变压功能，采用全身通电法，每日 1 次，每次 30min，治疗 30 天为 1 个疗程（表 6-7，表 6-8）。

★ 表6-7   中低频电位治疗仪治疗高血压临床治疗效果（1）

	分级	例数	临床治愈	显效	有效	无效	总显效率	总有效率
高血压	单纯性	18	10	2	6	0	66.7%	100%
（32例）	1级	6	2	1	2	1	50%	83.3%
	2级	8	4	3		1	87.5%	87.5%

经卡方检验，2级高血压的总显效率较其他两组有显著增高，高血压各分级之间的总有效率均无显著性差异。

★ 表6-8   中低频电位治疗仪治疗高血压临床治疗效果（2）

	分级	例数	Mean±SD	
			收缩压下降值	舒张压下降值
高血压	单纯性	18	19±10.7	5.8±9.5
（32例）	1级	6	11±10.5	6.3±8.5
	2级	8	22±5.7	23±11.1*

*$P < 0.05$（2级高血压分别与单纯性高血压病和1级高血压相比）方差齐性检验，$P > 0.05$，各组间方差相等

经方差分析，电位疗法对2级高血压较对单纯性高血压和1级高血压的疗效更好，尤其是对2级高血压的舒张压降低更明显。

珠江医院报道用电位疗法治疗高血压40例，病程均在1年以上，收缩压165～195mmHg，平均（170.4±21.6）mmHg，舒张压97.5～130.0mmHg，平均（105.3±13.8）mmHg（表6-9）。

每日1次，每次30～40min，1个疗程10次，连续治疗2～3个疗程。

经治疗后 40 例患者收缩压和舒张压均明显降低，经统计学处理，$P < 0.001$，有非常显著性差异。

★ 表 6-9　治疗前后血压的变化（$n=40$）

血　压	治疗前	治疗后	P 值
收缩压（kPa）	22.72±2.88	14.71±1.49	＜ 0.001
舒张压（kPa）	14.04±1.84	11.17±1.17	＜ 0.001

中山医科大学附属第三医院报道用电位治疗 34 例高血压患者，发现经治疗后其收缩压和舒张压均有明显降低，经统计学处理，$P < 0.01$，治疗前后有显著性差别（表 6-10）。

★ 表 6-10　治疗前后血压的变化（$n=34$）

血　压	治疗前	治疗后	P 值
收缩压（kPa）	22.72	16.68	＜ 0.001
舒张压（kPa）	13.25	10.92	＜ 0.001

北京大学第一医院盛琴慧报道用电位治疗仪治疗 30 例高血压患者，平均治疗 30 天，治疗后患者血压出现不同程度下降，显效率 73.3%［平均血压下降（22.9±8.54）/（17.46±5.64）mmHg］，有效率 13.3%［平均血压下降（7.75±0.50）/（7.25±0.88）mmHg］，总有效率 86.7%，无效率 13.3%，有少数患者用电位治疗没有服降压药，血压下降平稳，而有少数患者治疗期间原用药物剂量减半。

以上临床报道均证明电位疗法治疗高血压具有较好的疗效，其治疗原理是人体置于阴、阳电子按适当比例输出的高压交变电场中，补充人体的阴离子，促进细胞的新陈代谢，调节体液电解质及酸碱平衡，在高压交变场作用下可使心脏收缩力加强，脉搏次数增加，使微血管扩张，血流加速，有活血化瘀、改善微循环的作用。它还可以调节神经系统功能，特别是自主神经系统功能，对血管弹性和减低外周阻力起一定作用，因而能降低血压。

虽然原发性高血压的发病机制尚未完全清楚，但是神经中枢功能失调、脑皮质兴奋与抑制过程异常、交感神经兴奋和儿茶酚胺物质释放增加、肾素 - 血管紧张素 - 醛固酮系统活动加强等因素起重要作用。电位治疗可以调节大脑皮质的兴奋与抑制过程，抑制血管活性物质释放和肾素 - 血管紧张素 - 醛固酮系统的活动，使交感神经兴奋性降低，从而降低血压。原发性高血压早期是小动脉处在痉挛状态，病理改变是可逆的，故电位治疗后可以降低血压，但病变进入到中晚期以后，动脉壁出现增厚、纤维化等，单独用电位治疗则效果不很好，故只能与降压药物配合治疗，如果采取电位治疗和饮食、运动、心理等综合治疗，可以适当地减少药物治疗，以降低药物的不良反应。

重庆附二院刘潇等报道用电位疗法和常规药物治疗高血压患者，经 1 个月治疗后若患者收缩压或舒张压下降 10mmHg 或血压保持在正常范围内，下一个疗程可减少原口服药物剂量的 1/4；当血压上升 5mmHg 并超过正常血压范围时，则恢复原口服药物剂量。如反复 3 次减药后需通过恢复剂量才能维持正常水平，可结束试验，此例患者为无效，其余患者进行连续 3 个月的治疗和观察。

治疗结果：试验组 3 个疗程有效率为 100.00%，而对照组则为 3.23%。两者的差异有统计学意义。试验组第 2、3 个疗程均显效率低于第 1 个疗程，差异有统计学意义。

作者认为血压降低与睡眠改善和交感神经活性降低有关。

据美国 NHANE 调查 4500 名成年人中，每 1 小时的睡眠缺乏会增加 37% 的高血压病的发病和 33% 的冠状动脉硬化的可能。对 1741 名每天睡眠小于 5 小时，则发现有 50% 的人有较高的高血压的发病风险。但在电位电疗法的作用下，机体内环境的平衡，儿茶酚胺、5-HT 等神经递质保持相对平衡，细胞活性提高，从而使大脑皮质、体液内分泌功能以及交感神经处于正常状态有重要的意义。

原发性高血压患者的交感神经能力的增高和副交感神经能力的降低程度与血压的高低呈正相关，提示交感神经张力增高可能参与高血压的发病机制，同时也证明长时间交感神经兴奋更易发生动脉粥样斑块，从而导致心、脑、肾等重要器官的损害。电位治疗由于交替的交流电刺激，使人体血液中蛋白质和细胞活动活跃，促进新陈代谢，达到改善自主神经功能，能降低交感神经活性，高压静电使血清中的 Na^+、Ca^{2+} 和 γ-球蛋白的含量增多，K^+ 及蛋白含量的减少，对血压也有调节作用。

在治疗过程中，部分患者减少了降压药物用量，但不能完全停药，提示电位治疗与药物治疗有协同作用，可辅助治疗高血压。

五、脑血管疾病

脑是人体的司令部，它支配人体的一切活动和感受，脑细胞生存和活动是由脑血管内血液提供的氧和养料所保证的。各种原因造成的脑血液供应停止，就会导致血液停止供应部分的脑细胞死亡，脑组织坏死，这就是通常称为"脑卒中"。"脑卒中"分为缺血性脑卒中和出血性脑卒中。缺血性脑卒中（包括短暂性脑缺血发作、脑梗死、脑栓塞）是由于脑动脉闭塞或被栓塞而造成相关脑组织缺血、坏死，从而引起一系列持续时间不等的神经系统功能障碍，严重者可导致死亡。高血压、糖尿病、心脏病、高脂血症、吸烟以及以前有脑卒中病史者均会诱发急性脑梗死。出血性脑卒中是指某一脑血管破裂，血液进入脑组织，压迫、破坏该部位的脑组织。蛛网膜下腔出血（SAH）也是出血性脑卒中的一种类型，常由脑动脉瘤破裂引起。常见脑血管疾病的病因如下。

1. 血管壁病变　如动脉硬化和动脉粥样硬化；感染性或非感染性血管炎，如风湿、结核、寄生虫、结缔组织病（红斑狼疮，结节性动脉炎）等引起的血管壁病变；血管发育异常，动静脉畸形等；颅脑外伤、手术、导管、穿刺等引起的血管壁损伤。

2. 血压变化　包括各种原因形成的高血压和血压骤然下降。

3. 血液成分改变　包括血液黏稠度增加，恶性肿瘤引起的高凝状态，各种血液病（血友病、白血病、血小板减少性紫癜等引起的出血倾向）。

4. 心脏病　包括心律失常、瓣膜病变、心肌梗死等。

5. 其他　口服避孕药、药物中毒、药物过敏、颈椎病等。

以上病因以高血压、动脉粥样硬化最为严重，可造成下列病理变化。

缺血性脑卒中：各种原因引起的脑血管壁增厚，管腔狭窄，血液黏稠度高和血流缓慢，均可造成脑血管闭塞，使脑的相应区域供血不足，形成脑梗死，临床最常见的为动脉粥样硬化斑块脱落引发的脑梗死。此外，也可见于风湿性心脏病时二尖瓣的赘生物，亚急性细菌性心内膜炎时细菌赘生物的脱落，一些恶性肿瘤细胞也可通过循环系统引起瘤栓塞。另外还有空气栓塞和脂肪栓塞等。

一些恶性肿瘤可引起凝血机制的改变：导致血液高凝状态，造成非转移性脑栓塞。由于血管发育异常（动脉畸形）或血压过高或其他原因，均可引起血管破裂而造成脑出血。

现代广泛的流行病学调查研究表明，脑血管疾病已是一种主要致死致残的常见病，与心脏病和恶性肿瘤构成人类死亡的三大病因，在我国城乡的许多地区脑卒中的患病率更是高居首位。因此，积极防治脑卒中是当务之急。

（一）脑供血不足和一过性脑缺血

1. 脑供血不足　多由于脑动脉硬化、血管狭窄和脑血管痉挛，管腔显著缩小、血液循环障碍而引起的脑供血不足，其发病的诱因最常见的是情绪激动和过度劳累、吸烟、过度饮酒，也可由颈椎病、急速的头部转动诱发椎 - 基底动脉系统的供血不足，高血压、高黏血症等都是脑血管病的危险诱因。

（1）临床表现：头痛、头晕、眼花、视物旋转模糊、步态不稳、睡眠不佳、多梦耳鸣、听力下降，有时暴发某些神经系统局限体征，如偏瘫、失语、偏盲、半身感觉障碍等，数分钟或稍长时间内又迅速恢复，这些都是脑血管痉挛的表现。

（2）临床常用的药物：尼莫地平、氟桂利嗪、尼麦角林、双氢麦角碱及曲克芦丁（维脑路通）、维生素 E 等扩张、软化血管药物。另外，针对高血压、高血脂等应给予相应的药物治疗。

（3）电位治疗：湖南省人民医院张德元报道用电位电子笔点穴治疗老年性椎 - 基底动脉供血不足 200 例，另 100 例作为对照，口服复方丹参滴丸 10 粒，每日 3 次，7 日后观察两组临床疗效和脑血流速度的变化。两组治疗前均做经颅彩色多普勒超声（TCD）检查，明确单侧或双侧椎 - 基底动脉供血不足。

200 例电位治疗组，患者静坐于电位治疗仪上，输入 9 000V 高压，治疗 10min 后，用电位电子笔点刺百会、大椎、风池（双）、前谷（双）、后溪（双）等穴，每穴点刺 6～10s，每日 1 次，7 日为 1 个疗程，治疗 1～3 个疗程。治疗结果：治疗组 200 例，痊愈 106 例，好转 90 例，未愈 4 例，总有效率为 98%；对照组 100 例，痊愈 34 例，好转 57 例，无效 9 例，总有效率为 91%，两组比较疗效差异无显著性（$P > 0.05$），两组病例脑血流速度均有明显改善。

人体在电位治疗仪作用下，血流速度增快，供血量增多，则改变细胞营养，加强新陈代谢，增强机体功能。电位电子笔点穴能疏通经络，调节经络平衡，通畅气血。血流加快，则能活血化瘀，改善机体血液循环，恢复脑血管血液供应，从而达到了祛风、除湿、出汗、通经、活络、消肿止痛，故临床取得了较好疗效。

2. 一过性脑缺血　又称短暂性脑缺血发作，也有人称其为"小卒中"，它是指颈内动脉系统或椎 - 基底动脉系统发生短暂的供血不足。

（1）一过性脑缺血的特点：①短暂性。几秒到几小时不等，但一般不超过 24h，便会自行缓解。②反复性。发生多次反复，但没有规律，有时一日数次，有时 1～2 年才发作 1 次。

（2）诊断标准：①急性起病；②阵发性眩晕，伴有恶心、呕吐，一般不伴有耳鸣；③可出现复视，发音困难，吞咽困难，交叉性或双侧性肢体运动及感觉障碍，甚至出现单侧瘫或偏瘫，有共济失调；④皮质性盲，视野缺损；⑤猝倒发作，但不伴意识丧失；⑥24h 完全恢复。

（3）一过性脑缺血是发生脑卒中的危险信号，一般认为，一过性脑缺血的发作是一种可恢复的脑血管病。临床检查无明显的器质性损害征象，但经 CT 和磁共振检查，可发现这些患者均有不同程度的腔隙性脑梗死，症状有轻有重，次数由少到多，据统计有 1/3 的病人发展为脑卒中。所以，迅速控制一过性脑缺血的频繁发作，防止脑梗死的发生是治疗本病的主要原则。

（4）一过性脑缺血发作的病因是由多种因素造成的。①动脉痉挛：由于高血压，促进了小动脉痉挛，持续的小动脉痉挛会使脑小动脉血流量减少，造成缺氧，促使微栓子的形成。②微栓塞：脑动脉硬化的斑块发生溃疡时破碎散落到脑血液中，即形成微栓子，这种微栓子流到脑的小动脉中，便使血流受阻，局部脑组织缺血，这种微栓子可以由于酶的作用而分解，再由于血流的冲击，使微栓子流向动脉的末梢而恢复血流供应，此时症状可消失，但微栓子还可以多次形成，并多次被分解，故临床出现反复发作的症状。③血液黏稠度增高。④血浆纤维蛋白原含量增高。⑤心功能障碍。⑥高脂血症。

（5）电位治疗：湖南省人民医院张德元等报道用电位治疗100 例短暂性脑缺血发作患者，其中 60 例为治疗组，40 例为对照组。

治疗组 60 例中有 2 例为颈内动脉系统引起的短暂性脑缺血发作，48 例为椎 - 基底动脉系统引起短暂性脑缺血发作。

对照组 40 例中有 9 例为颈内动脉系统引起的短暂性脑缺血发作，31 例为椎 - 基底动脉系统引起短暂性脑缺血发作。

治疗组治疗方法：用电位治疗，患者静坐治疗 10～20min，输入 9 000V 高压，然后将电位电子笔点触人体百会、四神聪、头维（双）、上星、率谷（双）、风池（双）、风府（双）、睛明（双）、翳风（双）、攒竹（双）、人中、玉枕、百劳、大椎、心俞（双）、脾俞（双）、肾俞（双）、足三里（双）、阳陵泉（双）、太溪（双）、商阳（双）、二间（双）、三间（双）、合谷（双）、内关（双）、悬钟（双）、少泽（双）等。每穴点刺 10～15s，每日 1 次。10 天为 1 个疗程，治疗 1～3 个疗程。

对照组：用 0.9% 氯化钠注射液 250ml 或 5% 葡萄糖注射液 250ml，加入丹参注射液 16ml，静脉滴入，每日 1 次。10 天为 1 个疗程。

治疗结果：治疗前后症状控制情况，治疗前后经颅多普勒扫描（TCD），测定凝血酶原时间（PT）、活化部分凝血激酶（APTT）、纤维蛋白原（FIB）等情况，具体变化见表 6-11。

表 6-11　治疗组和对照组患者治疗前后 PT、APTT、FIB 的比较（$\bar{x} \pm s$）

组别 (n)	PT		APTT（s）		FIB（G/L）	
	治疗前	治疗后	治疗前	治疗后	治疗前	治疗后
治疗组(60)	12.3±2.02	9.1±4.26★	30.6±8.65	48.5±13.28★	3.87±0.65	1.83±0.50★
对照组(40)	12.01±1.98	10.6±3.43	31.±25.72	32.78±6.85	3.88±1.03	3.3±0.64

注：与对照组比较，★ $P < 0.05$

本组患者随访 1～1.5 年（平均 1 年）。治疗组 60 例中 44 例基本痊愈（未出现 2 次发作），占 73.3%；11 例显效，占 18.3%；另 5 例出现 2 次以上发作，占 8.3%。

电位电子笔循环点穴能改善脑组织供血、供氧状况，解除颅内血管痉挛，血管管径扩大，血管阻力降低，血流速度向正常转换。以上结果显示电位电子笔循经点穴有类似降纤酶的刺激血管内皮释放纤溶酶原激活物的作用（降纤酶的主要作用是降低纤维蛋白酶，有促进纤溶作用，可以促进血管内皮细胞释放纤维蛋白溶酶原激活物和缩短球蛋白的溶解时间，故抗栓作用强，可抑制血栓形成，降低血黏度，改善脑微循环状态，刺激血管内皮释放纤溶酶原激活物，增强纤维蛋白酶降解，减弱纤维蛋白原对红细胞、血小板的聚集桥联作用，从而抑制血液有形成分聚集，减少血液高凝和高黏滞状态）。

3. 颈椎引起的脑供血不足　由于颈椎骨质增生可以压迫椎动脉而引起脑供血不足，这类病人均会出现头晕、头痛、眼胀、颈部不适，在头部转动时可出现短暂的眩晕，还可以出现耳鸣、健忘、心悸，严重者可以出现恶心、呕吐，甚至猝倒。

这些病人颈椎 X 线检查均有骨质增生，进行脑血流图（TCD）或局部脑血流图检查（Y-CBF）均可以发现血流量增快或减慢。

上海第一人民医院林云平用电位治疗仪治疗颈部眩晕32 例，病人静坐治疗，配合电位电子笔，电位治疗仪治疗15～60min，而电子笔治疗 1～2min，每日 1 次，10 次为 1 个疗程，连续治疗 2~6 个疗程。

治疗结果：32 例中有 11 例显效，16 例好转，5 例无效，其中显效率为 34%，有效率为 84%。

32 例患者治疗前后进行 TCD 和 Y-CBF 检查，测量颈总动脉每搏量（Sr）、每分钟搏出量（CO）、双侧颈总动脉血流量，治疗后其血流量均有显著增加（表 6-12），$P < 0.01$。

★ 表6-12 治疗前后颈总动脉血流量变化

项　目		治疗前	治疗后
左颈总动脉	Sr（ml/s）	6.3±3.0	11.5±5.2
	CO（ml/min）	451±178	815±396
右颈总动脉	Sr（ml/s）	5.8±0.7	11.1±5.4
	CO（ml/min）	458±215	7793±13
双侧颈总动脉	CO（ml/min）	907±332	1608±682

　　湖北吕新云报道用电位治疗加上牵引治疗颈部眩晕112例，收到良好效果，而对照组30例，采用当归、丹参、黄芪注射穴位。

　　这些病人颈部X线检查均有骨质增生、椎间隙狭窄、颈椎生理曲度改变等，脑血流图检查显示椎-基底动脉供血不足。

　　治疗组采用电位治疗，同时采用随机电子笔刺激穴位（风池、太阳、夹脊、风府、足三里等），加上颈椎牵引。

　　颈椎牵引可使椎间隙增大，缓解神经压迫，消除水肿，改善血液循环，解除肌肉痉挛。

　　电位治疗，由于电场的刺激，可促进血液循环，改善大脑血液供应，取得了较好的疗效（表6-13），达到治疗目的。

★ 表6-13 临床治疗疗效

分组	n	治愈（%）	显效（%）	好转（%）	无效（%）	有效率（%）
治疗组	112	47（42）	43（38.2）	18（16.1）	4（3.6）	96.4
对照组	30	3（10）	7（23.0）	15（50）	5（17）	83

（二）脑梗死

　　脑梗死是缺血性脑血管病最严重的结果，它是由于脑血管完全闭塞，从而造成该血管支配区域脑组织的功能障碍，因为脑神经细胞对缺氧、缺血极为敏感，缺血数分钟即可死亡，引起脑组织坏死。急性脑血管疾病、脑梗死的发病居中老年人神经系统疾病的首位。

脑梗死血栓堵塞的好发部位为大脑中动脉、颈内动脉虹吸段和基底动脉中下段，尚有 10%～30% 的血栓形成发生于颈部大动脉。

其发病的诱因最常见的是情绪激动、过度疲劳、血压骤变和血液黏稠度过高，易形成脑血栓。高血压、心脏病、高血脂、饮酒、吸烟均为高风险因素，其中以血压升高为更重要的高危因素。

1. 病因

（1）血管壁病变：主要是动脉硬化和动脉粥样硬化，其他如动脉瘤，动、静脉瘘等均易形成脑血栓。

（2）血压变化：突然的血压升高或降低（脑血流灌注压减小）。

（3）血液成分的改变：血液黏稠度增加。

（4）心脏疾病：各种原因所致的房颤或心律失常等。

（5）其他：肿瘤、颈椎病压迫血管等。

2. 发病机制　主要是在动脉内膜病变基础上产生的，引起血管腔狭窄或闭塞，或血液黏稠度增加和血液流动缓慢，也可以造成脑血管闭塞，导致脑梗死而出现偏瘫等神经症状。

临床常见的是动脉粥样硬化性脑梗死，系脑外栓子进入血液循环，将脑动脉堵塞而形成脑梗死。脑梗死也多发生于原来有心脏病的患者，如因风湿性心脏病、慢性心房颤动、心肌梗死而产生的血管壁血栓，细菌性心内膜炎的赘生物均可脱落而成为栓子，肺部或盆腔感染、下肢的静脉血栓形成和某些寄生虫病也会引起脑栓塞，其他尚可见于胸科手术、气胸、气腹或减压病的空气栓塞，长骨或脂肪组织损伤的脂肪栓塞和肺癌等瘤细胞栓塞。

动脉被堵塞后，其所供应营养的脑组织即发生梗死。局部水肿，周围组织充血，经数小时或数日后，病变区发生肿胀、缺血性坏死和软化，有时也可为出血性梗死。坏死组织逐渐液化而形成囊腔，最后遗留黄色萎缩瘢痕。

3. 临床症状　多发生在 50 岁以上的病人，常于休息、静止或睡眠中发生，通常不出现意识障碍，面色稍苍白，脉搏稍快，血压可能不高，神经症状的发生和发展视病变血管管腔狭窄（或阻塞）程度和代偿功能之间矛盾的演变而区分为三类。①短暂发作型，多见于颈内动脉、大脑中动脉和椎动脉血栓形成。由于血流动力学的波动而引起间歇性发作的短暂性局部脑循环功能不全。一部分病人是由于颈部大动脉管壁粥样硬化斑块脱落的栓子所引起，症状持续数分钟至 1～2h 及以后完全消失。②进展型，由于脑循环代偿功能已不足以维持病变血管所供应营养的脑组织，局部神经损害的症状在起病后数小时至 1～2 天继续恶化。③完全型，起病后短时间内就发展为完全瘫痪，甚至昏迷。

脑梗死的临床症状常因病变血管部位不同而异。

颈内动脉系统（大脑中动脉和颈内动脉）：血栓形成的症状常表现为半身不遂，半身感觉减退，上肢症状往往重于下肢，若病变在左侧半球，则常有失语、失读和失写，如病变范围扩大，则可导致昏迷及完全偏瘫。

椎 - 基底动脉系统（椎 - 基底动脉和小脑后下动脉）：血栓

形成后常可表现为眩晕，耳鸣，眼睑下垂，复视，发音不清，吞咽困难，共济失调，交叉性瘫痪，严重者可出现四肢瘫痪，延髓麻痹，瞳孔缩小如针尖。

多数病人有心脏功能的各种异常改变，可能引起血压降低而进一步影响脑血流量。脑血栓形成多数在起病后几天内病情可趋于稳定，2～3 周后由于水肿消退和侧支循环建立而使症状逐渐减轻。

4. **药物治疗** 脑血栓形成主要见于动脉硬化，所以应当预防和治疗动脉硬化，同时防止血压急剧降低，脑血流量减少，血液黏稠度增加和血液凝固性增加等各种因素。

急性期和恢复期可用低分子右旋糖酐静脉注射以稀释血液，降低血黏稠度和减少血细胞聚集，加快血流速度，以增强微循环。

中医认为脑血栓形成是由于瘀阻脉络，故应以活血化瘀为主，辅以补气的药物，常用补阳还五汤加减：黄芪 18～36 克，川芎 7 克，当归 11 克，赤芍 11 克，地龙 11 克，牛膝 11 克，桃仁 11 克，丹参 11 克。血压过高者，黄芪用量不宜过大。

如进行性加重者，可用抗凝药物，如肝素、双香豆素等。针灸治疗对脑梗死后遗症有较好的效果。动脉严重狭窄者可进行手术或放置血管支架治疗。

5. **电位治疗** 首都医科大学附属安贞医院杨威等使用电位治疗仪对 28 例脑梗死患者和 2 例椎 - 基底动脉供血不足患者进行治疗。

30 例患者中，有高血压患者 24 人，其中 12 例服药后血压控制在正常范围，另 12 例服药后血压仍较高，低血压 2 人，血压正常 4 人。

治疗时患者静卧于特制的绝缘治疗垫上，用电位治疗仪，输出交变电场进行治疗，每日 1 次，每次 40～45min，10 次为 1 个疗程。

通过治疗，观察 30 例病人（表 6-14），总有效率为 83.3%，无效率为 16.7%，治疗脑梗死的有效率为 82.1%，无效者均为病程 2 年以上或多次发病的病人，一般在治疗的第 3～5 天开始起效，治疗前神经功能缺损评分（欧洲卒中评分）为（76±16）分（表 6-15），治疗后评分为（84±14）分，对照同期科内收治的神经功能缺损评分相近（治疗前）而不用治疗仪治疗的脑梗死病人，以相同药物治疗 16 天后评分为（29±16）分，经统计学处理 $P < 0.05$，有显著性差异。

★ 表 6-14 临床治疗结果

病种	例数	显效	有效	无效
脑梗死	28	4	19	5
椎 - 基底动脉供血不足	2	2		

★ 表 6-15 治疗组与对照组的疗效判定

	治疗前	治疗后	P 值
治疗组	76±16	84±14	< 0.05
对照组	75±17	29±16	< 0.05
P	> 0.05	< 0.05	—

4 例患者血压正常，治疗前后无显著变化（表 6-16），低血压者 2 例（90/60mmHg），经治疗 1 个疗程结束后，血压回升（105～110/70mmHg），有高血压病史而服药后血压控制良好的 12 例患者中，应用该治疗仪后，其中 7 例服药减量或停用。

部分患者治疗中出现一过性血压升高，多发生于治疗第 3～5 天，继续治疗可自行消失。

★ 表 6-16　治疗前后血压的变化（n=12）

血压	治疗前	治疗后	P 值
收缩压（mmHg）	167.1±8.9	144.6±13.2	< 0.01
舒张压（mmHg）	91.8±10.3	84.2±9.3	< 0.01

引起脑血管病的病因很多，试图消除病因以防治脑血管病，在目前阶段的医疗实践中难以达到。但对其中一些可以改变的危险因子予以有效干预，则脑卒中的发病率和病死率能显著降低。其中动脉硬化时形成脑卒中，主要有下列病因。

（1）动脉粥样硬化：主要累及冠状动脉、脑动脉、肾动脉等全身大、中动脉。在此发展过程中，脂蛋白的异常成为主要因素，现已证明，LDL-C 参与动脉粥样硬化的形成，而 HDL-C 则有助于抗动脉粥样硬化，减轻脑血管病的发生，而本文结果显示电位治疗仪能降低 TG、TC、LDL-C，升高 HDL-C，对防治心脑血管疾病具有重要意义（表 6-17）。

（2）高血压性细小动脉硬化：持续高血压将促使中等动脉和大动脉内膜增厚，促进动脉粥样硬化，高血压使脑小动脉管径变小，脑血管阻力增加，脑血流量降低，电位治疗仪对血压的影响，减缓了动脉硬化的发展。

（3）血液流变学与脑血管病的发展有着密切关系：血液流变因素在动脉硬化、血栓形成等发展过程中起重要作用，经电位治疗仪治疗后，高切全血黏度、低切全血黏度均降低（表 6-20），这与降低 TG、TC、LDL-C，升高 HDL-C 后降低血液黏稠度相关，因而降低血管阻力，增加脑血流量，防止心脑血管病的发展。

★ 表6-17　治疗前后脂蛋白的变化（$n=30$）

脂蛋白	治疗前	治疗后	P值
TG（mg/dl）	175.0±98.7	159.8±93.7	＜0.01
TC（mg/dl）	290.3±71.4	176.7±31.5	＜0.01
LDL-C（mg/dl）	148.2±27.4	125.2±23.7	＜0.01
HDL-C（mg/dl）	38.5±9.9	44.2±8.6	＜0.01

（4）调节自主神经系统功能：电位治疗仪可以调节自主神经系统功能，从而有效地改善全身血管弹性，降低外周阻力，降低血压，有效地扩张脑动脉；对低血压者则可以升高血压，增加脑血流量，改善脑供血状态，提高新陈代谢，促进脑组织的再生修复过程，达到功能的恢复。

南方医科大学珠江医院陈银海等报道用电位治疗仪治疗52例脑梗死患者，其中显效26例，占50%；好转22例，占42.3%；无效4例，占7.7%。这些患者经治疗后，收缩压和舒张压均明显降低，经统计学处理，$P＜0.01$，有非常显著差异，观察其中40例高血压患者，治疗前后血压的变化见表6-18至表6-20。

★ 表6-18　治疗前后血压的变化（$n=40$）

血　压	治疗前	治疗后	P值
收缩压（kPa）	22.72±2.88	17.41±1.49	＜0.001
舒张压（kPa）	14.04±1.84	11.17±1.17	＜0.001

★ 表6-19　脂蛋白及亚组分治疗前后的变化（$\bar{x} + s$）

脂蛋白及亚组分	治疗前（n=55）	治疗后(n=55)	P 值
TG（mmol/L）	2.37±1.24	1.69±0.91	< 0.001
TC（mmol/L）	5.31±1.30	4.66±1.04	< 0.001
LDL-C（mmol/L）	3.76±0.98	3.11±0.88	< 0.001
HDL-C（mmol/L）	1.09±0.26	1.43±0.23	< 0.001
HDL_2-C（mmol/L）	0.35±0.16	0.49±0.13	< 0.001
HDL_3-C（mmol/L）	0.74±0.18	0.94±0.15	< 0.001
TC/HDL-C（mmol/L）	4.9±1.5	3.3±1.4	< 0.001
LDL-C/HDL-C（mmol/L）	3.4±1.1	2.2±1.2	< 0.001
HDL_2-C/HDL_3-C（mmol/L）	0.47±0.20	0.52±0.18	< 0.005

注：以上除脑梗死患者 52 例外，尚有其他脑血管病患者 3 例

★ 表6-20　血液流变学指标（$\bar{x} \pm s$）治疗前后的变化

	高切全血黏度（mPa·s）	低切全血黏度（mPa·s）	血浆黏度（mPa·s）
治疗前(n=22)	7.58±0.75	8.67±0.82	1.83±0.12
治疗后(n=22)	6.63±0.58	7.76±0.77	1.68±0.1
P 值	< 0.001	< 0.001	< 0.001

　　潘文平报道电位治疗之所以能降低血浆总脂含量，是由于物理因子可以改变体内某些物质性状，如表面张力、黏度、离子溶解度、渗透压、pH、酶活性等，通过神经 - 体液机制，促进脂质代谢（如胆固醇含量下降，分解和排泄增加等）。

　　张泽淑和李宝山报道物理因子能改变血液流变学，在电位治疗仪的交变电场作用下，体内膜构象（包括膜酶、受体、表面电荷分布等）的变化、电解质离子的移动、体液渗透压及 pH

的改变等均为改变血液流变学性质的主要因素。

笔者从治疗患者的次数和疗效比较（表6-21），证明该治疗需要一定的治疗时间和次数，只要坚持治疗，一定会取得满意的效果。

★ 表6-21　平均治疗次数

	显　效	好　转	无　效	总　计
例数	117	90	36	243
平均治疗次数	21.5	12.3	8.2	16.1

以上统计包括除脑梗死外，尚有冠心病、高血压、自主神经功能紊乱、脑外伤综合征、颈性眩晕等疾病共243例。

吕锡玲报道用电位治疗仪治疗脑梗死患者104例，104例患者分为三组进行治疗。①组：34例，无辅助电极，人体直接置于电场中进行全身调整；②组：38例，辅助电极置于脑部；③组：32例，辅助电极置于肢体处。

经治疗后，104例中，有效96例，占92.4%；无效8例，占7.6%。在三组的治疗中，肢体辅助电极组有效率为96.9%，脑部辅助电极组有效率为92.1%，无辅助电极组有效率为88.2%，说明加以辅助治疗，效果更佳。

潍坊市立医院报道用电位治疗仪治疗97例脑梗死患者，其中显效49例，有效36例，无效6例，有效率为93%。

中山医科大学附属三院、南京大学医学院附属鼓楼医院等均使用电位治疗仪治疗脑栓塞患者，都取得了好的效果。

北京四季青医院曹蕾报道，由于脑卒中后过早行走可加重偏瘫患者下肢张力，导致痉挛加重，引起足内翻，严重影响患者步行能力的恢复。用电位交变场配合早期康复训练治疗脑卒中后患者肢体痉挛致足内翻的 30 例和 30 例对照组。

治疗组（A 组）：仅做徒手牵引、器械训练、自我牵引三种康复训练，每日 2 次，每次 40min，再加上使用电位治疗仪，偏瘫患者仰卧位，屈髋、屈膝或端坐位，双足必须紧贴台面，每日 2 次，每次 40min。

对照组（B 组）：仅做徒手牵引、器械训练、自我牵引三种康复训练，每日 2 次，每次 40min。

两组治疗前和治疗 8 周后，分别采用美国国立卫生研究院脑卒中量表（NIHSS）、改良 ASHWORTH 痉挛量表、步行能力评定表，以及测量治疗前后足内翻角度、BARTHEL 指数进行评定。

两组患者治疗前，各项指标的差异无统计学意义（$P > 0.05$），治疗 8 周前后的 NIHSS 评分（表 6-22）：改良的 ASHWORTH 痉挛量表、步行能力（表 6-23）、足内翻角度（表 6-24）、BARTHEL 指数评定做比较，两组上述评分均有改善（$P < 0.05$），但治疗组改善程度大于对照组（$P < 0.05$）。

★ 表 6-22　两组患者治疗前，治疗 8 周后 NIHSS、BI 比较（分，$\bar{x} \pm s$）

组别	NIHSS 评分		BI 评分	
	治疗前	治疗 8 周后	治疗前	治疗 8 周后
对照组	16.30±9.48	13.13±7.92	36.18±14.38	49.16±14.8
治疗组	16.12±8.91	8.00±7.30	75.46±18.64	37.18±3.23

★ 表6-23 两组患者治疗前，治疗 8 周后 MAS、步行能力比较（级，$\bar{x}\pm s$）

组别	评分		评分	
	治疗前	治疗 8 周后	治疗前	治疗 8 周后
对照组	2.46±0.72	1.94±0.46	1.23±0.42	2.01±0.22
治疗组	2.58±0.63	1.5±0.23	1.14±0.38	3.55±0.56

★ 表6-24 两组患者治疗前，治疗 8 周后足内翻角度比较（°，$\bar{x}\pm s$）

组别	治疗前	治疗 8 周后
对照组	15.06±4.85	14.63±3.96
治疗组	16.02±8.16	8.45±7.31

肢体瘫痪是脑卒中常见的并发症，也是最难治疗的症状之一，足内翻是胫骨后肌痉挛引起的，足过高的肌张力直接影响下肢运动功能的恢复，不利于步行能力的提高，患者跌倒的风险大，因此，降低足肌痉挛是十分必要的，脑卒中后下肢痉挛致足内翻，除积极的训练外，加用电位交变电场的电磁效应、微振动效应、温热效应、从足底传到人体全身，可以改善局部和全身的血液循环和增强机体代谢，调节自主神经，缓解痉挛。经治疗后患者下肢及足肌张力明显降低，肌力增加，步行能力与 ADL 较对照组显著提高，明显改善了足内翻的角度，大大降低了患者训练走时跌倒的危险性，对康复具有一定的临床意义。

黑龙江中医药大学附属第二医院唐强等报道，用电位治疗仪结合药物治疗、针灸治疗，对于脑卒中后肩痛的患者具有很好的疗效。

肩痛是脑卒中患者常见的并发症，据统计，脑卒中偏瘫患者肩痛发生率为 5%～84%，最早发生于脑卒中后 2 周，通常发生于脑卒中后 2～3 个月，而且病程越长发**病率越高**，因疼痛妨碍患者主动锻炼及被动活动患肢，成为**患者康复**的重要妨碍因素，影响患者的生活质量及康复治疗的进行。故及时治疗肩痛，对患者肢体功能恢复具有积极作用。

偏瘫后肩痛的发病机制尚不清楚，关**节照相术**显示：偏瘫后肩痛与特发性肩周炎有相似的病理改变，其病因有多种多样，但其中最常见的病因之一，即脑卒中后**偏瘫**的特点为典型的肌张力增高模式，上肢表现为典型的屈肌**模式**，它使肩关节痉挛，肌肉失衡。

笔者将 40 名患者分为两组。治疗组 20 例：针灸结合电位治疗，患者平卧于治疗床上，头针取中央前面中部，沿皮下刺入 0.5～0.8 寸，捻转 1～2min，留针 30min。电压为 9000V，每日 1 次，每次 20min。

对照组 20 例：脑梗死采用常规内科治疗，用抗凝降纤疗法，进行抗血小板凝集，保护脑等对症治疗，脑出血则用止血、脱水保护脑细胞等对症治疗。

治疗结果。①治疗组：治愈 15 例，显效 3 例，有效 1 例，无效 1 例。治愈率为 75%，总有效率为 95%。②对照组：治愈 8 例，显效 4 例，有效 3 例，无效 5 例，治愈率为 40%，总有效率为 75%。头针结合电位治疗组疗效优于药物组（$P < 0.05$）。

六、颅脑损伤后综合征

颅脑损伤是常见的损伤，以跌伤和撞伤为最多见，击伤次之。占全身各个部位损伤总数的 20% 左右，其发生率仅次于四肢损伤，占第二位。严重的颅脑损伤后，部分患者出现痴呆、失明、偏瘫、失语等器质性后遗症。

1. **临床表现** 各型颅脑损伤痊愈后，更多的患者陈述有头痛、头晕、失眠、记忆力减退和情绪不稳定（如易激动、忧郁、恐惧、怕乱、喜静等）、注意力涣散、易疲倦、多汗、失眠、多梦、心慌、气短等症状，头痛为最常见的症状，多为胀痛或搏动性痛，往往因脑力或体力劳动时嗅到特殊气味，听到噪声等而加重。神经系统检查正常，腰穿发现脑脊液压力和成分正常。这些症状出现多为自主神经系统紊乱的表现。这些症状可以维持很长一段时间，临床常诊断为"脑外伤后遗症"，即"颅脑损伤后综合征"，常见于轻度脑外伤后。

2. **一般治疗** 以心理治疗为主，解释说明疾病的本质，以减少、缓解患者对症状的焦虑和恐惧，生活规律和体育活动均有助于康复。

对出现的症状采取对症治疗，以减轻病痛，如服用镇痛、镇静药物和中西结合治疗，针灸或物理治疗等。

3. **电位治疗** 对调节颅脑外伤综合征有较好的效果。

广州军区总医院黄怀等报道，用电位治疗颅脑外伤综合征56例，取得良好的效果。

笔者将患者分为两组：一组用常规治疗（对照组），即给予神经营养，改善循环，促进代谢以及对症治疗。另一组（治疗组）除常规治疗外加用电位治疗。

治疗结果：治疗组显效17例，占60.7%；好转9例，占32.1%；无效2例，占7.2%；总有效率为92.9%。对照组显效8例，占28.6%；好转13例，占46.4%；无效7例，占25%；总有效率为75%。经统计学处理，两组之间有显著性差异（$P < 0.05$）。

武警广东总队医院雷振辉等用电位治疗仪治疗 57 例脑外伤后遗症，其中痊愈 11 例（占 19%），显效 25 例（占 44%），好转 20 例（占 35%），无效 1 例（占 2%），总有效率高达 98%。

治疗方法为患者采用平卧位或坐位，每日 1 次，每次 30min，15～20 次为 1 个疗程。每次治疗时配合用电子笔结合经络学原理，全身或局部点穴，点穴刺激强度因人而异，其方法按头部"腰"腹部"上肢阴阳经"下肢阴阳经取、配穴，且根据不同症状，取不同的经络穴位。采用健、患侧经络穴位同时组穴，调节患者体内平衡，常取百会、风池、大椎、曲池、合谷、肾俞、足三里为主穴，辅以不同症状选不同穴位，每次选 10～20 个穴位，每次点刺 5 下，也可用滚动电极作用于局部和肢体，采用循经治疗。

南方医科大学珠江医院采用电位治疗仪治疗 8 例脑外伤后综合征患者，其中 2 例显效，2 例好转，4 例无效。

潍坊市立医院报道用电位治疗 53 例脑震荡后遗症，其中显效 32 例（占 60.4%），有效 15 例（占 28.3%），无效 6 例（占 11.3%），总有效率为 88%。

以上各医院的治疗效果不一，可能与疾病轻重程度不一样、治疗方法不同有关。我们认为采用电位全身治疗时配合电子笔局部穴位治疗效果更佳。

电位交变场的电场感应、极化和电离作用，能调节自主神经功能，起到镇静、镇痛和催眠作用；能促进代谢，改善脑组织的营养状况，减轻或消除神经细胞因能量消耗而产生的功能减退，降低大脑皮质的兴奋性，加强机体内在的抑制、镇静机制；还能调节下丘脑 - 垂体 - 肾上腺素系统，使之趋于正常，促进人体内环境恢复平衡。人体处于治疗中加上电子笔局部点穴，起到了针灸经络、穴位的治疗作用，发挥了舒筋活血、调整全身气血的作用，提高肢体神经肌肉的兴奋性，促进功能恢复。

一般患者治疗 2 个疗程（20 次）后，感觉头痛、头晕减轻，全身疲劳感减轻，继续治疗则入睡容易，少梦，起床后精神好，情绪稳定，食欲增加，整体病情进一步改善，持续治疗疗效巩固，大部分患者可以逐渐停用镇痛药、催眠药，证明其治疗效果确切。

七、小儿脑瘫

脑性瘫痪（cerebralpalsy，简称脑瘫）是指发育早期（出生前到出生后 1 个月）各种原因所致的非进行性脑损伤，临床主要表现为中枢性运动障碍和姿势异常。可同时伴有或不伴有不同程度的智力障碍、癫痫及视听觉、言语行为等障碍。小儿脑瘫是儿童时期伤残率较高的疾病之一，治疗难度很大。本病并不少见，发达国家患病率为 1‰～4‰，我国 2‰左右。

【病因】多年来，许多围生期危险因素被认为与脑瘫的发生有关，主要包括：早产与低出生体重、脑缺氧缺血、产伤、先天性脑发育异常、核黄疸和先天性感染等。然而，对很多患儿却无法明确其具体病因。人们还发现，虽然近 20 年来产科和新生儿医疗保健有了极大发展，脑瘫的发病率却未见下降。为此，近年国内、外对脑瘫的病因作了更深入的探讨，一致认为胚胎早期阶段的发育异常，很可能是导致婴儿早产、低出生体重和易出现围生期缺氧缺血等事件的重要原因。胚胎早期的这种发育异常主要来自受孕前后孕妇体内外环境影响、遗传因素以及孕期疾病引起妊娠早期胎盘羊膜炎症等。

1. **产前因素** 主要为遗传因素，染色体数目畸变或结构畸变、基因突变或先天性代谢缺陷时均可产生先天性畸形，表现出个体的发育异常。近年来的研究认为，遗传因素在脑性瘫痪中影响越来越大。某些患儿可追溯出家族遗传病史，在同辈或上辈的母系及父系家族中有脑瘫、智力障碍或先天畸形等。近亲婚配是其高危人群。

2. **妊娠期因素**

（1）母体遭受感染：孕期母体遭受风疹病毒、巨细胞病毒、单纯疱疹病毒和弓形虫等感染，由于内分泌改变和免疫力下降而易被激活，通过胎盘引起宫内感染危及胎儿，可造成流产、早产、死胎、发生出生缺陷，导致脑瘫或成残疾儿。

（2）妊娠时的环境因素：胚胎在母体子宫内发育时，极易受外界环境因素如物理、化学或生物因素的影响，尤其对 8 周以内的胚胎更为敏感，引起胚胎的分化发育障碍，产生先天性畸形。最常见的物理性致畸因子有放射线、机械因素、高温、严寒、微波、缺氧等。高温对早期胚胎神经系统发育有致畸作用。当受精后 20～28 天，孕妇如发热至 39℃以上时，胎儿容易出现颅脑畸形。许多药物和环境污染物对胎儿发育有致畸作用，如抗肿瘤药、抗凝血药、有机汞、乙醇等。家庭装修中的甲醛、苯类对人类危害越来越普遍。

（3）母体患慢性疾病：妊娠期的低氧血症、营养障碍，是直接或间接导致脑性瘫痪的原因，如妊娠高血压综合征、心力衰竭、大出血、休克、重度贫血、胎盘异常、糖尿病、肺结核、慢性肝炎、慢性肾炎等。

3. 产时因素

（1）滞产：如头盆不称、骨盆狭窄、胎位不正、高龄初产、巨大儿、子宫收缩乏力等原因使产程延长，发生滞产，引起胎儿宫内窘迫，未能及时处理者。

（2）手术操作不当：如高位产钳、胎头吸引、臀位产后出头困难。

（3）脐带血流阻断：如脐带脱垂、压迫、打结或绕颈等。

（4）胎盘异常：如胎盘早剥、前置胎盘、胎盘梗死或胎盘功能不良等。

（5）新生儿窒息、胎儿与母亲血型不合等。

4. 产后因素

（1）新生儿期呼吸障碍、惊厥：新生儿呼吸窘迫综合征、吸入性肺炎、肺不张、肺透明膜病、肺水肿及持续惊厥抽搐，都可影响脑组织的供血供氧，导致缺氧缺血性脑病。

（2）高胆红素血症：如新生儿败血症等造成核黄疸，脑组织细胞线粒体的氧化磷酸化的解偶联作用发生障碍，脑细胞能量产生不足而变性坏死。

（3）中枢神经系统感染：急性脑炎、脑膜炎、败血症、头部外伤等感染引起的新生儿休克等导致脑组织缺氧缺血。

（4）新生儿维生素 K 缺乏，引起颅内出血等。

【临床表现】

1. 基本表现　脑瘫以出生后非进行性运动发育异常为特征，一般都有以下表现。

运动发育落后和瘫痪肢体主动运动减少，患儿不能完成相同年龄正常小儿应有的运动发育进程，包括竖颈、坐、站立、行走等粗大运动，以及手指的精细动作。

肌张力异常因不同临床类型而异，痉挛型表现为肌张力增高；肌张力低下型则表现为瘫痪肢体松软，但仍可引出腱反射；而手足徐动型表现为变异性肌张力不全。

姿势异常受异常肌张力和原始反射消失不同情况影响，患儿可出现多种肢体异常姿势，并因此影响其正常运动功能的发挥。体检中将患儿分别置于俯卧位、仰卧位、直立位，以及由仰卧牵拉成坐位时，即可发现瘫痪肢体的异常姿势和非正常体位。

反射异常表现为多种原始反射消失延迟。痉挛型脑瘫患儿腱反射活跃，可引出踝阵挛和阳性 Babinski 征。

2. **临床类型**　运动障碍性质分类。①痉挛型：最常见，占全部病例的 50%～60%。主要因锥体系受累，表现为上肢肘、腕关节屈曲，拇指内收，手紧握拳状。下肢内收交叉呈剪刀腿和尖足。②手足徐动型：除手足徐动外，也可表现为扭转痉挛或其他锥体外系受累症状。③肌张力低下型：可能因锥体系和锥体外系同时受累，导致瘫痪肢体松软，但腱反射存在。④强直型：全身肌张力显著增高、僵硬，出现锥体外系受损症状。⑤共济失调型：小脑性共济失调。⑥震颤型：多为锥体外系相关的静止性震颤。⑦混合型：前述 6 种类型中的 2 种或 2 种以上类型表现的组合。

按瘫痪累及部位分类可分为四肢瘫（四肢和躯干均受累）、双瘫（四肢瘫，但双下肢相对较重）、截瘫（双下肢受累，上肢躯干正常）、偏瘫、三肢瘫和单瘫等。

3. **伴随症状和疾病**　作为脑损伤引起的共同表现，50% 以上脑瘫患儿可能合并智力低下、听力和语言发育障碍，其他如视力障碍、过度激惹、小头畸形、癫痫等。有的伴随症状如流涎、关节脱位则与脑瘫自身的运动功能障碍相关。

【诊断】脑瘫有多种类型，其临床表现复杂，容易与婴幼儿时期其他神经肌肉性瘫痪相混淆。然而，只要认真询问病史和体格检查，遵循脑瘫的定义，正确确立诊断并不困难。

1/2～2/3 的患儿可有头颅 CT、MRI 异常，但正常者不能否定本病的诊断。脑电图可能正常，也可表现异常背景活动，伴有痫性放电波者应注意合并癫痫的可能性。诊断脑瘫的同时，需对患儿同时存在的伴随症状和疾病如智力低下、癫痫、语言听力障碍、关节脱位等做出判断，为本病的综合治疗创造条件。

【治疗】

1. 治疗原则　①早期发现和早期治疗。婴儿运动系统正处在发育阶段，早期治疗容易取得较好疗效。②促进正常运动发育，抑制异常运动和姿势。③采取综合治疗手段，除针对运动障碍外，应同时控制其癫痫发作，以阻止脑损伤的加重。对同时存在的语言障碍、关节脱位、听力障碍等也需同时治疗。④医师指导和家庭训练相结合，以保证患儿得到持续的正确治疗。

2. 主要治疗措施

（1）功能训练。①体能运动训练（physical therapy，简称PT）：针对各种运动障碍和异常姿势进行物理学手段治疗，目前常用 Vojta 和 Bobath 方法，国内尚采用上田法。②技能训练（occupationaltherapy，简称OT）：重点训练上肢和手的精细运动，提高患儿独立生活技能。③语言训练：包括听力、发音、语言和咀嚼吞咽功能的协同矫正。

（2）矫形器的应用：功能训练中，配合使用一些支具或辅助器械，有助于矫正异常姿势，取得抑制异常反射的功效。

（3）手术治疗：主要用于痉挛型，目的是矫正畸形，恢复或改善肌力与肌张力的平衡。

（4）其他：如高压氧舱、水疗、电疗等，对功能训练起辅助作用。

（5）电位治疗：湖南师范大学第一附属医院张德元等报道，用电位治疗仪治疗 30 例小儿脑瘫患儿，基本治愈 8 例，显效 13 例，好转 7 例，无效 2 例，总有效率为 93.3%。

对照组 22 例：基本治愈 2 例，显效 4 例，好转 8 例，无效 8 例，总有效率为 60.0%，两组总有效率对比经统计学处理，有显著性差异（$P < 0.01$）。

其具体治疗方法：患儿由其家长抱坐在治疗台上 10～20min，输出 3000V 高压电，然后用电子笔点击风池（双）、百会、四神聪、哑门、风府、头维、上星、心俞（双）、脾俞（双）、肾俞（双）及双侧五输穴、八脉交会穴等，另沿督脉经从头至骶的夹脊穴点刺并推拿，每穴点 10～15s，每日 1 次，30 天为 1 个疗程，治疗 1～3 个疗程。

对照组单用电针治疗，取大肠俞、环跳、殷门、风市、曲池、外关、合谷、足三里、阳陵泉等穴，均为双侧。

两组均结合作业疗法、言语疗法和物理疗法。电子笔点穴能促进通络，调节经络平衡，调畅气血，使血流加快，活血化瘀，改善脑血流量，调节大脑皮质功能，改善病理状态，恢复临界细胞的功能，解除颅底血管痉挛，恢复颅底血管血液供应。

中国人民解放军火箭军总医院儿科使用电位治疗仪治疗脑瘫患儿 4 例，其具体治疗方法是让患儿由其家长抱坐在治疗台上 30min，输入 9000V 高压电，每日 1 次，30 天为 1 个疗程，同时配合康复训练，收到了良好的治疗效果。

[病例一] 男，年龄为 4 个月，竖头不稳，肢体软，扶立尖

足呈剪刀步态。治疗 1 个月后，头控好，双下肢肌张力较前明显降低。

[**病例二**] 男，1 岁 2 个月，不能独站，扶走时双足尖着地，呈剪刀步态，双下肢肌张力增高。治疗 1 个月后，双下肢肌张力明显降低，治疗 2 个月后，已能独站，牵一手可行走，步态明显改善。

[**病例三**] 男，8 个月，不能独坐，双手持物不稳，发音含糊，不会叫"爸爸""妈妈"。治疗 2 个月后，已能独坐，会自己坐起来、躺下，双手持物明显改善，可一手传递玩具至另一手，能叫"爸爸""妈妈"。

[**病例四**] 女，11 个月，不能翻身，独坐不稳，扶立尖足。治疗 2 个月后，患儿能坐稳，可翻身，尖足状态明显减轻。

以上 4 例患儿与单纯康复训练的患儿相比疗效更佳，目前正在进一步积累临床数据。

八、神经衰弱（神经官能症）

神经衰弱是神经官能症中最常见的一种，是一种以烦恼、衰弱感为主要症状的神经症，由神经兴奋和抑制过程的规律失调造成的。

产生的原因为长期精神负担过重，脑力劳动者劳逸结合不好和病后体弱等。

神经衰弱可见于任何年龄人群，老年人有神经衰弱症状则应除外一些器质性疾病，如脑动脉硬化、高血压、结核病、肿瘤、外伤、贫血、甲状腺功能亢进等。

【**临床表现**】神经衰弱的症状表现繁多，几乎涉及所有器官与系统，归纳起来，主要表现为精神疲劳，神经过敏，失眠，多疑，焦虑和抑郁。

1. **精神疲劳** 表现为工作效率低，注意力不集中，记忆力减退，特别是近期记忆力减退，患者食欲缺乏，肢体冷而发绀，性欲减退，月经不规则或闭经。

2. **神经过敏** 患者情绪不稳，烦躁易怒，缺乏耐心，常因一些小事与人争吵，工作缺乏头绪，对外界刺激如声音、光线等特别敏感，常因这类刺激干扰了他们的工作与睡眠而生气，睡眠浅而多梦。机体内感觉增强，如心脏、血管的搏动和呼吸的动作等平时不易察觉的器官活动，患者却强烈地感觉到，因此感到五脏不安，全身酸痛，特别是由于颈项肌、咀嚼肌、颞肌紧张而引起疼痛，常是这类患者突出的主诉，头痛的特点是如头部像套上紧箍似的持续性疼痛，可因睡眠、休息注意力转移而减轻或缓解，如继续原来工作或情绪焦虑则可促使头痛加重。

3. **失眠** 通常为入睡困难，患者辗转反侧，烦躁不安，越紧张越兴奋，担忧翌日工作，使入睡更为困难。清晨头重身乏，睡意仍未解除，白天昏昏沉沉，患者睡眠浅，易惊醒，多噩梦。

4. **多疑** 由于这些患者注意身体各种不适，如消化不良，便秘腹泻，腹部胀满，心悸胸闷，呼吸不畅，尿意频数，月经不调，阳痿早泄等。因而产生各种猜疑，如怀疑患了肿瘤、心脏病、胃癌，害怕患精神病等。常焦虑、紧张、四处求医，进行不必要的各种检查和治疗。自以为得了重病，全身不适，手脚发软，动不动就头晕，长期卧床不起，不能坚持正常工作。

5. **焦虑、忧郁** 部分患者较为突出，表现为心烦意乱，惶惶不安，心情沉重，坐卧不安，手足无措，常有睡眠和自主神经系统不稳定的现象。即"焦虑症"。

【治疗】

1. 常规治疗

（1）以心理治疗为主：目的是解除患者的疑虑，减轻精神负担。劳逸结合，适当地进行体力活动。进行"静心"治疗，日本心理学家森田主张对症状持"听其自然"不予抗拒的态度。

（2）针灸治疗：可以安神，使睡眠改善。常用穴位有足三里、大椎、翳明、内关、神门、三阴交等。也可用普鲁卡因和维生素 B_1 等药液，选取足三里、三阴交、心俞等穴位，进行穴位注射。

（3）中药：可用酸枣仁汤、安神补心丸等。

（4）物理治疗：电兴奋治疗，溴离子导入治疗等。

（5）西药：常用轻型的安定药，如艾司唑仑（舒乐安定）等，也可用谷维素，以调节自主神经系统。

2. 电位治疗　由于电位治疗是交流交变，通过电位的正负相位变化激活生物场，起到疏通经络、活化细胞、调节神经功能的作用；由于电位的作用，使 10～40 个分子的水分解成为小分子，这样进入细胞内的水分子将氧和营养物质带入细胞内，将废物排出细胞外；通过电位的电离作用，使细胞外的阴离子增多，以提高细胞的通透性，减少酸性物质，使新陈代谢得以改善；从而对自主神经能起到调节作用。

兰州军区临潼疗养院唐梦雨报道，用电位治疗仪治疗 40 例神经衰弱患者，结果显效 28 例（占 70%），好转 11 例（占 28%），无效 1 例（占 2%），总有效率为 98%。

江苏省徐州市彭城人民医院徐浩等将 68 例神经衰弱患者分为两组，均给予刺五加注射液 60ml+5% 葡萄糖液 250ml 或生理盐水 250ml 静脉滴注，每日 1 次。10 天为 1 个疗程，谷维素、维生素 B_1 常规口服。治疗组在对照组基础上加高压电位治疗，治疗时患者坐于与地面绝对绝缘的专用椅子上，每日 1 次，每次治疗 10min，10 天为 1 个疗程。两组均治疗 2 个疗程。

治疗结果：治疗组总有效率（显效＋有效）为 97.06%，对照组为 88.24%，两组经统计学处理无显著性差别（$P > 0.05$），但显效率治疗组为 88.05%，对照组为 51.9%（表 6-25），两组进行统计学处理有显著性差别（$P < 0.01$）。

★ 表 6-25　两组临床疗效比较

组别	n	显效	有效	无效
治疗组	34	28	5	1
对照组	34	18	12	4

以上实例说明刺五加注射液注射联合电位疗法，能扩张血管，降低血液黏稠度，促进血液循环，增加心脑血管血流量，降低心率及组织耗氧量和组织代谢，有防止疲劳和抗应激作用，对中枢神经系统有兴奋和抑制的双向调节平衡作用。联合疗法比单纯用刺五加药物治疗效果好，显效快，而且治疗后未发现全身及局部不良反应，故能提高患者治疗疾病的信心和生活质量，是治疗神经衰弱症的一种较好的辅助手段。其疗效确切，安全可靠，无不良反应，便于临床应用与推广。

附：职业中毒引起的神经官能症

职业中毒引起的神经官能症包括锰中毒、铅中毒、苯中毒、一氧化碳中毒、氯乙烯中毒等，患者往往表现出兴奋和抑制功能失调，出现神经衰弱综合征，或称为脑衰弱综合征。中枢神经系统对毒物较为敏感，虽具有特殊的防御机制如血脑屏障等，但仍易受到毒物的影响，使中枢神经系统自身调节功能减退，表现为兴奋和抑制功能失调，出现神经衰弱综合征和自主神经功能障碍。很多患者会出现头晕、头痛、乏力、情绪不稳、睡眠障碍、记忆力减退、注意力不集中、食欲减退、情绪障碍、心悸、耳鸣、躯体疼痛、肢体麻木、多汗等症状。

其发病机制主要是毒物使血脑屏障细胞膜通透性发生改变或对机体酶系统产生抑制，以至于直接或间接造成的脑组织损害，这种早期损伤是可逆性的，是可以恢复的。电位治疗使机体处于高压交变场的作用下，空气电离，产生带电的正负离子，通过负离子的调节作用，降低神经的兴奋性，进而调整自主神经系统的功能状态，起到镇静作用。

山东省淄博市职业病防治院贾云玲等报道用电位治疗仪治疗各种中毒引起的神经衰弱综合征38例，其主要临床症状及其程度见表6-26。

★ 表6-26　症状治疗前后比较

症　状	治疗前例数（%）	治疗后例数（%）
睡眠障碍	34（89.47）	28（73.68）
头痛	19（50.00）	11（28.95）
头晕	27（71.05）	20（52.63）
虚弱感	30（78.95）	24（63.16）
记忆力减退	24（63.16）	13（34.21）
注意力不集中	18（47.37）	10（26.32）
情绪障碍	29（76.32）	22（57.89）
食欲减退	20（52.63）	11（28.95）

（续　表）

症　状	治疗前例数（%）	治疗后例数（%）
心悸	18（43.37）	10（26.32）
耳鸣	5（13.16）	3（7.89）
躯体性疼痛（紧张性）	12（31.58）	9（23.68）
肢体麻木感	10（26.32）	10（26.32）
多汗	27（71.05）	17（44.74）

注：表内数字为构成比

从表 6-26 可以看出，以睡眠障碍、头晕、虚弱感、情绪障碍所占比例最高，患者均有 1 种以上症状，且程度轻重不一，常有情绪易变现象。疼痛以头痛较为多见，占 50%。

治疗方法：患者治疗时采用坐位，头部置于电场内，治疗时间为：10～15min，每日 1 次，15～20 次为 1 个疗程。

治疗前后进行 Hamilton 焦虑量（HAMA）、抑郁量表（SDS）评分，同时记录患者的总睡眠时间、觉醒次数和早醒情况。

电位治疗后，总睡眠时间有所延长，治疗后与治疗前相比，有非常显著性差异（$P < 0.001$），全组患者 HAMD 量表、HAMA 量表分值，在治疗后均明显减少，与治疗前比较，有非常显著性差异（$P < 0.01$），特别是量表分值改善方面更为明显（表 6-27）。

★ 表6-27　总睡眠时间 HAMD 及 HAMA 总分治疗前后比（$\bar{x} \pm s$)

	总睡眠时间	HAMD 量表值	HAMA 量表值
治疗前	5.06±14.3	9.74±2.69	9.73±3.53
治疗后	6.82±1.47	5.37±2.06	6.28±2.14
P 值	＜0.01	＜0.01	＜0.01

治疗前后相比，夜间不醒比治疗前增多（表6-28），有显著性差异（$P<0.01$），治疗后临床症状均比治疗前有显著改善（表6-29），如睡眠障碍、头痛、头晕、虚弱感、情绪障碍、躯体疼痛，特别是对睡眠和疼痛作用显著。

13 项症状治疗前后平均总分比较：38 例由于职业中毒引起的神经衰弱患者，治疗前经临床症状评分平均总分为 13 分（9~37 分），经治疗后平均总分为 6.289 分（0~24 分），进行统计学处理 $P<0.05$，有显著差别。该治疗方法在临床应用的过程中，未见明显的不良反应。

★ 表6-28　治疗前后觉醒次数比较

	＞2次	1~2次	0次
治疗前	24（63.2%）	10（26.3%）	4（10.5%）
治疗后	10（26.3%）	15（39.5%）	13（34.2%）

注：括号内数字为占病例数的百分比

★ 表6-29　电位治疗前后症状严重程度比较

症状	治疗前程度分值				治疗后程度分值				χ^2	P 值
	0	1	2	3	0	1	2	3		
睡眠障碍	4	11	16	7	10	22	4	2	16.21 587	＜0.01
头痛	19	5	6	8	28	8	2	0	12.415 7	＜0.01

（续　表）

症状	治疗前程度分值				治疗后程度分值				χ^2	P 值
	0	**1**	**2**	**3**	**0**	**1**	**2**	**3**		
头晕	14	6	14	7	18	13	6	1	11.968 60	＜ 0.01
虚弱感	8	11	11	8	14	17	5	2	8.772 078	＜ 0.05
记忆力减退	14	8	9	7	25	8	4	1	9.525 641	＜ 0.05
注意力不集中	20	6	11	1	28	6	4	0	5.6	＜ 0.05
情绪障碍	9	11	13	5	16	17	4	0	10.677 09	＜ 0.05
食欲减退	18	10	7	3	27	8	1	1	5.8	＜ 0.05
心悸	20	10	5	3	28	8	1	1	5.22 20	＜ 0.05
耳鸣	33	3	2	0	35	3	0	0	1.908 92	＜ 0.05
躯体性疼痛（紧张）	11	13	13	1	20	15	2	1	10.822 43	＜ 0.05
肢体麻木感	28	5	4	1	28	10	0	0	6.666 67	＜ 0.05
多汗	26	5	6	1	29	6	3	0	2.254 545	＜ 0.05

九、自主神经功能紊乱

自主神经是神经系统的组成部分之一，具有特殊的生理功能，主要支配内脏、血管和腺体，维持人体的随意运动和不随意运动，所以也称之为自主神经系统。医学中许多疾病都牵涉到自主神经系统，有些疾病则以自主神经损害为主，由于自主神经与全身各器官、腺体、血管，以及与糖、盐、水、脂肪、体温、睡眠、血压等调节均有关系，所以自主神经发生障碍后，可以出现局部或全身症状。其临床表现涉及心血管系统、呼吸系统、消化系统、内分泌系统、代谢系统、泌尿系统等。

南方医科大学珠江医院陈银海等用电位治疗仪治疗38例自主神经功能紊乱，其中30例为功能性睡眠障碍，3例为胃肠自主神经功能紊乱，5例为心脏自主神经紊乱。

治疗时患者平卧于特制的治疗床上，每次30～40min，每日1次，10次为1个疗程，一般连续治疗2～3个疗程。

治疗结果：38例患者中显效25例（占66%），好转12例（占32%），无效1例（占2%），总有效率为98%。

电位治疗能调节神经系统功能，特别是自主神经系统功能，因而对自主神经系统功能紊乱有明显的治疗作用。特别对功能性睡眠障碍的自主神经功能紊乱有显著效果，一般治疗5次即可见效，10次可以获得满意结果。

河北省沧州市中心医院信素英等报道，用电位疗法治疗自主神经和内脏功能紊乱引起的神经性呕吐11例，取得满意效果，其中3例已不能进食6～9天，经药物治疗无效；8例能进食，但呕吐，无原因，不定时发生，病程15天至2个月。

采用电位治疗仪进行治疗，每日1次，每次30min，10次为1个疗程，疗程间休息3～5天，治疗2个疗程。

治疗结果：11例患者中，痊愈10例，能正常饮食，无呕吐，占91%；好转1例，症状明显改善，呕吐次数减少，占9%。半年后追踪观察，痊愈者无复发，好转者于3个月后复发。

以上疗效的取得，是由于电位治疗可以减轻副交感神经的紧张状况，调节自主神经的功能，并有镇静作用，通过对患者产生兴奋的神经系统的作用，使其恢复正常功能。

此方法操作简便，患者易于接受，无痛苦，安全性高，疗效好。

例如梁某，女，43岁，因反复心悸、胸闷及心前区不适1

年入院，查体：血压 18/12kPa（135/90mmHg），心率 74/min。心电图、超声心动图及心功能检查均未见器质性改变，各种药物治疗无效，今年以来伴有失眠、精神不振。诊断为心脏自主神经功能紊乱，经电位治疗 10 次，心悸、胸闷、心前区不适症状基本消失，失眠得以控制。

十、血管性偏头痛

偏头痛是临床上最常见的症状之一，病因复杂是脑卒中的危险因素之一。偏头痛发病机制尚不十分清楚，主要有血管源性学说、遗传因素、离子学说、神经源性学说、三叉神经血管学说等。目前治疗偏头痛最常用药物是 5- 羟色胺（5-HT），1B/1D 受体激动药，说明 5-HT 既是一种神经递质，又是一种体液介质，对神经和血管均有影响，在偏头痛的发病中具有重要影响。

目前的证明：在偏头痛发作前，血小板的 5-HT 含量增加，释放入血引起脑血管收缩，出现先兆，因而证明 5-HT 在偏头痛发生过程中是一种诱导剂和激活剂，诱导或激活血管的内皮细胞和各种酶类，加速 NO、血管内皮素（ET）合成释放。

患者的情绪紧张在偏头痛中也扮演主要角色。

【分类】偏头痛分为血管性偏头痛和非血管性偏头痛两类。

（1）血管性偏头痛：是一种由于血管舒缩功能障碍引起的发作性头痛，可出现视幻觉、偏盲等脑功能短暂障碍的先兆，发作时有恶心、呕吐等症状。

（2）非血管性偏头痛：多数由脑动脉扩张引起的血管性偏头痛，病因不清，60%～80% 患者有家庭史，一般认为可能与调节血管运动有关的中枢神经部分功能失调有关。发作时先颈内动脉痉挛，继而颈外动脉也出现扩张而出现头痛，现已发现，在头痛发作之前，血浆中 5- 羟色胺含量降低，发作时尿中 5- 羟色胺的代谢物排泄增多。而非血管性偏头痛则与高血压、脑供血不足、感染和缺氧有关。

【临床表现】女性多见，发作时出现偏头痛，眼前冒火花，甚至出现视野缺损，面唇肢体麻刺感，头痛剧烈时伴有恶心、呕吐、发作时可持续数小时到一二天，发作后大多数患者疲倦嗜睡，发作间隔时间不定，可数天到 1 年不等，而在间歇期则完全正常。而非血管性偏头痛则与原发病临床表现一致：其头痛为双侧性钝痛、跳痛，呈弥漫性。

血管性头痛药物治疗：偏头痛可用谷维素 10mg，每天 3 次和甲基麦角酸丁醇酰胺 1mg，每天 3 次。

偏头痛常用药治疗，往往因胃肠道反应、肝肾功能损害、妊娠及成瘾性滥用等受到部分患者排斥。非药物治疗包括生物反馈、音乐疗法、电位治疗等，其中电位治疗由于操作简单、经济、无侵入性伤害等，患者易于接受。

对非血管性偏头痛治疗以针对病因治疗为主。

【电位治疗】电位治疗产生的高压电场，使空气产生负离子，负离子可以抑制单氨氧化酶，降低血中 5-HT 水平，从而缓解疼痛。如烟台市芝罘区幸福医院刘玉等报道用电位疗法治疗血管性头痛患者 40 例，其中治愈 18 例，显效 17 例，有效 3 例，无效 2 例，总有效率为 95%。无不良反应作用。

主要治疗机制是电位治疗对自主神经系统和颅内血管舒缩功能起到了调节作用，从而对血管性头痛有好的治疗效果。对高血压、脑循环供血不足等原因造成的非血管性偏头痛也有良好的治疗效果，由于电场对空气离子化，产生负离子和臭氧，也可调节紊乱的自主神经系统，使交感神经兴奋性降低，迷走神经活动性增高，调节血管的舒缩功能。

湖南师大第一附属医院张德元等报道用电位笔循经点穴治疗血管性头痛，并观察治疗前后颅内血流速度共观察 150 例患者，有效 138 例，无效 12 例，有效率达 92%。

患者先静坐电位治疗垫上 10～15min，输出电压 9000V，然后用电位笔循经点穴百合、四神聪、风池（双）、风府、率谷（双）、头维（双）、上星、印堂、太阳（双）、少商（双）、前谷（双）、后溪（双）、三间（双）、合谷（双）、睛明（双）、丝竹空（双）、角孙（双）、大椎、天台、命门等穴，每穴刺点 6～10 s，每日 1 次，10 天为 1 个疗程，连续治疗 1～3 个疗程。疗程治疗后进行 TCD 动态观察颅内 11 条动脉血流的变化，治疗期间停用一切扩血管、降压及各种镇痛药物。

TCD 正常参考值：共检查 11 条主要动脉，以收缩峰流速为指标，双侧大脑前动脉（ACA）40～65cm/s，双侧大脑中动脉（MCA）50～80 cm/s，颈动脉（ICA）35～55 cm/s，双侧大脑后 A（PCA）30～50cm/s，双侧椎 A（VA）及基底 A（BA）32～55cm/s。

TCD 观察结果：见表 6-30。

★ 表 6-30　高压电子笔循经点穴对颅内血流速度的影响（n=150）

颅内 A 分支	治疗前（cm/s）	治疗后（cm/s）	P 值
RMCA	88.1±7.8	78.4±7.5	< 0.01
LMCA	89.6±7.7	75.8±7.6	< 0.01
RICA	67.8±6.5	56.5±6.2	< 0.01

（续　表）

颅内 A 分支	治疗前（cm/s）	治疗后（cm/s）	P 值
LICA	64.7±6.7	55.7±6.8	< 0.01
RACA	86.2±6.3	64.7±6.3	< 0.01
LACA	88.8±8.1	65.5±7.5	< 0.05
RPCA	65.9±7.3	51.5±7.7	< 0.05
LPCA	63.4±5.6	50.6±6.1	< 0.05
RVA	64.9±6.5	56.1±5.8	< 0.05
LVA	65.5±9.8	55.6±6.1	< 0.05
BA	64.3±6.3	54.9±4.5	< 0.05

如表上所示，11 条动脉均存在显著性差异，$P < 0.01\sim$ 0.05，研究证明，电位电子笔循经点穴治疗血管性头痛可明显改善 TCD，使异常的脑血流速度恢复正常。

四川大学华西医院屈云等人报道治疗 86 例慢性偏头痛，其中接受电位治疗 43 例，另 43 例则作为空白对照组，疗程 20 天。对痊愈的受试者停止治疗后随访 4 周。采用简式 Mc Gill 疼痛问卷（MPQ）进行评定，记录治疗前后实验室检查结果。统计分析数据集的选择包括处理意向（ITT）及符合方案数据分析（PP）。

结果：治疗组和对照组对治疗后疼痛分级指数（PRI），视觉模拟评分（VAS）和现在疼痛强度（PPI）有显著性差异（$P < 0.05$）。治疗组 6 例，对照组 1 例痊愈。随访 4 周，治疗组与对照组均有 1 例复发。疼痛程度无显著性差异。两组患者治疗前后血、尿、粪常规，肝肾功能及心电图检查均无明显变化。结果：证明电位治疗仪治疗慢性偏头痛有较好疗效，无

不良反应（表 6-31）。

★表 6-31　治疗后 MPQ 各项评分比较

组别		n	PRI 总分	VAS	PPI
PP	治疗组	41	4.00 ± 3.11^{A}	25.98 ± 16.17^{A}	1.88 ± 1.17^{A}
	对照组	42	10.60 ± 5.05	39.52 ± 16.46	2.69 ± 1.00
ITT	治疗组	43	5.91 ± 9.25^{A}	29.42 ± 22.31^{B}	2.02 ± 1.32^{B}
	对照组	43	10.35 ± 5.25	38.60 ± 17.35	2.63 ± 1.07

注：与对照组比较，$^{A}P<0.01$；$^{B}P<0.05$

十一、面神经麻痹

面神经麻痹又称面神经炎，是指茎孔以上面神经管内段面神经的一种急性非化脓性炎症。面神经炎发病的原因尚未明了。有人根据其早期病理变化主要为面神经水肿、髓鞘及轴突有不同程度的变性，推测可能因面部受冷风吹袭，面神经的营养微血管痉挛，引起局部组织缺血、缺氧所致。也有的认为与病毒感染有关，但一直未分离出病毒。

【病因】病因不清，但通常认为可能是局部营养神经的血管因受风寒而发生痉挛，导致神经组织缺血水肿、受压而致病，或风湿性面神经炎，颈乳突腔内的骨膜发炎而产生面神经肿胀、受压，血液循环障碍而致神经麻痹。临床表现多为急性起病，出现嘴歪斜，额纹消失，眼裂增大，鼻唇沟变浅，病侧不能皱眉、闭目、鼓腮和噘嘴等。

【发病机制】近年来也有认为可能是一种免疫反应。膝状神经节综合征（Ramsay-Hunt syndrome）则系带状疱疹病毒感染，使膝状神经节及面神经发生炎症所致。

【临床表现】可见于任何年龄，无性别差异。多为单侧，双侧者甚少。发病与季节无关，通常急性起病，一侧面部表情肌突然瘫痪，可于数小时内达到高峰。有的患者病前1～3天患侧外耳道耳后乳突区疼痛，常于清晨洗漱时发现或被他人发现口角歪斜。检查可见同侧额纹消失，不能皱眉，因眼轮匝肌瘫痪，眼裂增大，做闭眼动作时，眼睑不能闭合或闭合不全，而眼球则向外上方转动并露出白色巩膜，称 Bell 现象。下眼睑外翻，泪液不易流入鼻泪管而溢出眼外。病侧鼻唇沟变浅，口角下垂，示齿时口角被牵向健侧。不能做噘嘴和吹口哨动作，鼓腮时近病侧口角漏气，进食及漱口时汤水从病侧口角漏出。由于颊肌瘫痪，食物常滞留于齿颊之间。若病变波及鼓索神经，除上述症状外，尚可有同侧舌前 2/3 味觉减退或消失。镫骨肌支以上部位受累时，因镫骨肌瘫痪，同时还可出现同侧听觉过敏。膝状神经节受累时除面瘫、味觉障碍和听觉过敏外，还有同侧唾液、泪腺分泌障碍，耳内及耳后疼痛，外耳道及耳郭部位带状疱疹，称为膝状神经节综合征。

【电位治疗】南京金陵老年病康复医院吴斌报道，针灸配合电位治疗面神经麻痹 20 例取得满意效果。

针灸取穴阳白、四白、迎香、颧髎、地仓、颊车、合谷等穴平补平泻法，每次留针 30min。

用电位笔刺激及针刺腧穴，每次 15min，每日 1 次，10 次为 1 个疗程。

治疗结果：痊愈 8 例，好转 11 例，无效 1 例。

针刺可以祛风通络、行气活血之功，而电位则可以起到活跃细胞、促进新陈代谢、改善血液循环、调节自主神经功能、消炎镇痛的作用，两者结合治疗取得更好效果。

十二、更年期综合征

更年期综合征是指从生育年龄到无生育能力年龄之间的过渡阶段，女性到一定年龄月经变得不规则，随后停止，月经停止前数月到停止后 3 年这一时期被称为更年期。

【病因病理】绝经期妇女有 1/3 能通过神经内分泌的自我调节，达到新的平衡而无自觉症状，2/3 的妇女可出现一系列因性激素减少所致的自主神经功能紊乱，出现躯体和心理症状，主要表现为月经紊乱、潮热出汗、激动易怒、焦虑抑郁、心血管疾病、骨质疏松等表现，称为更年期综合征。

【临床表现】

1. 焦虑　表现为紧张恐惧，坐立不安，徘徊不定，稍有惊动即惶惶不可终日。

2. 抑郁　情绪低落，悲观失望，自责，重者出现拒食、自杀等行为。

3. 猜疑　在发病过程中疑心重，如猜疑配偶有外遇，猜疑自己有病，危在旦夕。

4. 自主神经系统功能紊乱　皮肤潮红，自觉发冷发热，多汗，胃肠功能紊乱，腹泻，便秘，心律失常，心率加快或减慢，女患者可出现月经失调或全身无力，关节酸痛，食欲减退，失眠，面色苍老憔悴，消瘦。

【治疗】

1. 常规治疗　可给予抗抑郁、抗焦虑药以及性激素治疗。病轻者可给予地西泮（安定）、氯氮䓬（利眠宁）等药物镇静催眠，还可给予谷维素以调节自主神经系统功能紊乱。除药物治疗外，还可以配合针灸治疗，如取腰俞、大椎、关元、肾俞、三阴交等穴位。

早在 20 世纪 60 年代，西方就开始使用激素替代疗法治疗更年期综合征。虽然激素替代疗法对患者症状的改善有较好的作用，但经临床观察发现，长期使用雌激素，可增加子宫内膜癌和乳腺癌的发病率。

另外，有些学者认为，更年期综合征的发生，不仅由激素引起，也与社会、心理因素有关。

2. 电位治疗　　电位治疗时，电场可以产生大量负离子，对大脑皮质产生抑制，从而调节自主神经系统和内分泌系统的功能，使之达到平衡。对紧张、惶惶不安、注意力不集中、失眠等症状起到改善作用。除了电离作用产生的负离子和电感应产生的臭氧，电场产生的电刺激振动作用可以激活生物电场，起到疏通经络、活化细胞、调节自主神经系统功能的作用。

江苏省妇幼保健中心周小平等报道用电位治疗更年期综合征 33 例。而将另一组不用电位治疗的 33 人作为对照组，两组患者均口服钙尔奇 D，每日 1 片，两组共治疗 20 天。治疗组在治疗 10 天、20 天后及停止治疗后 10 天的 VAS 评分与对照组 VAS 评分相应差值进行比较，有统计学意义（$P < 0.001$），治疗 20 天后与治疗前比较，治疗组和对照组的促卵泡生长激素（FSH）、肌酐（CR）、血糖（GLU）、碱性磷酸酶（ALP）均有统计学意义（$P < 0.003$）。

治疗结果证明，作为非激素性治疗手段的电位治疗，能改善更年期综合征患者的自觉症状。

山东潍坊市立医院也报道用电位治疗 37 例更年期综合征患者，其中显效 20 例（占 54%），有效 17 例（占 46%），没有无效病例，取得了较好的效果。

吉林省人民医院康复科徐晓华报道用循经点穴配合电位治疗妇女更年期综合征30例。另外30例作为对照组,每日服用强力脑清素片(原更年康),早、晚各1次,每次3片。

治疗结果:治疗组和对照组在治疗前评定差异无统计学意义($P > 0.05$),30天后治疗组与对照组差异有统计学意义($P < 0.05$)。Kupper评分有十二项指标:潮红,失眠,烦躁易怒,忧郁多虑,关节肌肉痛,眩晕,乏力,兴奋,皮肤感染异常,泌尿系统疾病,心悸等。对评定总分进行统计分析见表6-32。

★ 表6-32　更年期综合征总疗效分析(Kupper评分)

组别	例数	治疗前	治疗后	前后比较
治疗组	30	31.37±4.837	17.47±2.36	$F=4.204$,$P < 0.10$
对照组	30	31.67±4.831	26.7±5.029	$F=1.084$,$P < 0.10$

从以上表中可以看出治疗组在治疗前后有明显的差异,有明显效果,而对照组在治疗前后无明显改变,无统计学意义。

而且作者对一些生理指标进行评价,选取黄体期的雌二醇(E_2)、促卵泡激素(FSH)、促黄体生成激素(LH)观察见表6-33。

★ 表6-33　生理指标治疗前后对比分析($\bar{x}\pm s$)

组　别		治疗前	治疗后	前后比较	间比组较
LH（MIV/ml）	治疗组	24.8±2.6	21.8±2.8	$t=2.866P < 0.10$	$t=0.59$
	对照组	25.1±4.9	24.6±5.3	$t=0.29P > 0.10$	$P < 0.10$
FSH（MIV/ml）	治疗组	39.09±4.78	36.48±3.73	$t=1.807P < 0.10$	$t=0.17$
	对照组	35.7±4.09	35.3±3.97	$t=0.383P > 0.10$	$P < 0.10$
E_2（Pg/ml）	治疗组	114.3±10.7	119.7±12.3	$t=1.814 P < 0.10$	$t=0.19$
	对照组	117.9±9.9	118.7±2.5	$t=0.094 P > 0.10$	$P < 0.10$

从以上表可以看出，两组生理指标变化治疗组前后比较，差异有统计学意义（$P < 0.10$）。对照组差异无统计学意义（$P > 0.10$），治疗前组间比较差异无统计学意义（$P > 0.10$），具有可比性。

十三、痛经

妇女行经前后或行经期间发生下腹部痛，影响生活和工作的现象，称为痛经，是妇科常见症状之一。

【分类】痛经可分为原发性痛经和继发性痛经。

1. **原发性痛经** 指不伴有生殖器明显器质性病变的经期疼痛，又称功能性痛经。多因精神和体质因素引起，常见于月经初潮或初潮后不久的女性，往往生小孩后痛经缓解消失。

2. **继发性痛经** 生殖器官有器质性病变（如子宫内膜异位症，盆腔炎，黏膜下肌瘤等）。

【病因】原发性痛经与下列因素有关。

1. **精神因素** 由于精神紧张、恐惧，对经期出现的下坠感敏感，表现为痛经。

2. **体质差** 常伴有慢性病。

3. **妇科疾病** 如宫颈口继发性狭窄，子宫过度屈曲，经血不易排出，引起子宫痉挛性收缩，导致痛经。

4. **子宫肌肉发育不良** 引起子宫的不协调收缩。

5. **月经期子宫内膜呈片状脱落，不易排出** 引起剧痛，称为膜样痛经。

继发性痛经常由于盆腔炎等生殖器官器质性病变造成的。

【发病机制】目前尚不清楚，有学者认为与前列腺素分泌有关。处于排卵的月经周期，在子宫内膜合成的前列腺素达到高峰，它可以刺激子宫肌肉收缩而产生疼痛。前列腺素进入血液循环后，可使胃肠平滑肌收缩，引起恶心、呕吐、腹泻等症状。子宫内膜脱落后，前列腺素也随之排出体外，故痛经可于数小时后缓解。

【临床表现】原发性痛经多发生于未婚或未孕的年轻妇女。月经来潮前数小时即已感到疼痛，逐渐加剧。可持续数小时，甚至2～3天，伴有恶心、呕吐、腹泻等，疼痛剧烈时，患者可出现面色苍白、出冷汗、四肢冰冷、血压下降，甚至晕厥。

继发性痛经患者，以往无痛经史，痛经随其他妇科病的表现而出现。

【防治】

1．首先要普及生理知识，消除紧张情绪，加强营养，改善体质。

2．局部保暖，给一些镇痛药和抗痉挛药物。

3．给予小剂量的雌激素周期治疗（如己烯雌酚1毫克，每晚1次，从月经第6天起用，共20天，重复3个周期），以抑制排卵。

4．给予小剂量雄性激素，促进性腺激素的分泌，以减轻疼痛。

5．对导致继发性痛经的原发病进行治疗。

【电位治疗】电位的全身治疗配合电子笔局部穴位点刺，具有明显的镇痛止痛效果，根据"通则不痛"的机制，以通调气血为主，实行虚则补而通之，实则行而通之，使气血调和经血通畅，痛则自除。

解放军第四〇一医院沈红星等报道用电位电子笔穴位点刺

并红外线下腹部照射治疗35例原发性痛经与对照组32例比较，收效显著。

观察组：患者全身置于9000V高压的电场内，再用局部电子笔点穴，据病情选穴，以足三阴经脉交会穴三阴交（双侧），任脉经穴中极、关元，膀胱经穴肾俞、次髎等为主。配合带脉、中脘、期门、膻中、内关、合谷、地机、气海、足三里、太冲、阿是穴等，每穴10s，每日1次，每次30min，每次月经前5天开始至月经结束为1个疗程，连续治疗3个疗程。

电位治疗后，采用红外线温热行下腹部照射，每次30min，每日1次，每次月经前5天开始至月经结束为1个疗程，连续治疗3个疗程。

对照组采用硝苯地平10毫克，吲哚美辛（消炎痛）50mg同时口服治疗，自每月月经见血之日开始服药，每日3次，连服7天为1个疗程，连续治疗3个疗程。

结果：观察组疼痛消失25例（占71.43%），明显减轻8例（占22.86%），缓解（不能维持3个月以上）2例（占5.71%），总有效率为94.29%。对照组疼痛消失8例（占25%），明显减轻10例（占31.26%），缓解14例（占43.75%），总有效率为56.25%。两者比较χ^2=17.8825，$P < 0.01$，有显著差异。

十四、疼痛

1. **电位治疗具有镇痛效果** 据文献报道，电位治疗可以大大降低大脑皮质的兴奋性，并加强其抑制过程，对周围感觉神经末梢的兴奋性可以降低，因而提高痛阈，有轻度止痛效果。

兰州军区总医院李军报道具有疼痛症状的66例患者，其中软组织损伤24例，神经痛12例，颈、腰椎病9例，关节炎6例，其他15例。

用电位治疗，采用全身加局部治疗，在治疗中不用任何药物和其他物理治疗。在用电位治疗66例中，疼痛评分降至0～3分例数进行统计学处理，有非常显著性意义（$\chi^2=27.77$，$P < 0.01$）（表6-34）。

★ 表6-34　电位治疗对疼痛评分的影响

病类分类	治疗前痛评分（例）			治疗后痛评分（例）		
	0～3分	4～6分	7～10分	0～3分	4～6分	7～10分
软组织损伤	1	4	19	19	5	0
神经痛	0	2	10	10	2	0
颈、腰椎病	0	4	5	8	1	0
关节炎	0	4	2	5	1	0
其他	0	4	11	12	3	0

电位治疗15次后痛阈、耐痛阈均有升高，经 t 检验有统计学意义，对痛评分进行 t 检验，结果亦有统计学意义，痛阈、耐痛阈、痛评分测定其结果如表6-35。

★ 表6-35　电位治疗对痛阈、耐痛阈、痛评分的统计学处理

项目	治疗前（$\bar{x}\pm s$）	第一次治疗后（$\bar{x}\pm s$）	15次治疗后（$\bar{x}\pm s$）
痛阈（mA）	9.60±6.64	10.79±7.15[*]	10.97±6.67[*]
耐痛阈（mA）	15.17±7.64	16.76±7.91[**]	17.25±6.87[**]
痛评分（分）		7.27±1.76	1.35±1.54[**]

注：[*]. $P < 0.05$；[**]. $P < 0.01$

从66例中选择35例软组织损伤，神经痛治疗后痛评分7～10分者由29例降为0例，而0～3分者由1例增到29例，说明电位治疗临床疼痛缓解的疗效同样明显。同时，电位治疗过程中释放一定比例的负离子具有镇痛作用。对机体代谢功能的双向调节，亦对疼痛的缓解减轻有促进作用。另可促进血液循环和组织再生，减少致痛物质的产生对疼痛的缓解亦有一定关系。

2. 电位治疗软组织挫伤 长谷川义博等实验用电位治疗患者时，发现实验组人体皮肤表面血管扩张，温度显著上升，组织营养改善，新陈代谢提高，证明电位治疗可以改善人体皮肤表面血液循环，而电位局部治疗的火花放电时，亦引起肌肉收缩，从而改善局部血液循环，以达到消肿、镇痛，改善代谢的作用（表6-36）。

★ 表6-36　电位治疗软组织扭挫伤252例疗效

	例数	痊愈	好转	治愈率（%）
踝关节扭挫伤	75	75	0	100
急性腰扭伤	72	72	0	100
肩关节扭挫伤	64	43	21	67.2
腕关节挫伤	23	20	3	87
落枕	18	18	0	100
合计	252	228	24	90.5

患者治疗时，均为电极头对准疼痛和压痛部位，不接触皮肤，每次20～30min，10～15次为1个疗程。

3. 腰椎间盘突出症也可用电位治疗 腰椎间盘突出症用腰椎牵引，超短波和中频是治疗腰椎间盘突出症的有效方法，但经治疗后进入恢复期，仍存在臀部及下肢酸痛、麻木、乏力感，且恢复缓慢，这是由于机械性压迫对血循环的损害和影响显著，其中静脉最易受损，静脉充血很快导致神经水肿，这种水肿对神经组织结构和功能的影响远比压迫本身更为严重，持续时间更长，并且神经内膜水肿将导致神经组织的纤维化。

而电位治疗的感应作用，可以改变机体细胞膜电位，在组织内产生微电流，使细胞更具活力，恢复更快。由于电子的极化作用，使偶极子从零乱的排列变成有规则的排列，从而产生一系列的生物效应。加上空气离子流和臭氧作用对损伤的血管恢复和水肿的消退，神经细胞的活化，均有良好的治疗效果。

山东章岩等报道用电位治疗腰椎间盘突出症恢复期患者 60 例，其中治愈 42 例（70%），显效 10 例（16.7%），治愈显效率为 86.7%，好转 7 例，无效 1 例。

4. 肩关节周围炎的电位治疗　肩关节周围炎一般认为随着年龄增长，肩关节周围软组织发生退行性病变，再加之长期的微细损伤和肩部缺乏活动所致，其治疗方法很多，如推拿、按摩、封闭和物理治疗，但一般起效慢，治疗周期较长。而电位治疗可以有效地改善局部血液循环，缓解肌肉痉挛，而产生的空气负离子又可以大大降低大脑皮质和交感神经的兴奋性。痛点在高压电子笔的作用下可引起局部组织细胞内物质运动，使细胞受到细微按摩，组织界面温度上升，增强了生物膜的弥漫过程，改善了膜电位，增强了离子胶体的通透性，故具有镇痛作用。

长海医院毕霞报道用电位疗法治疗 30 例肩周炎患者，取得好的效果，采用 VAS 评定患者疼痛程度，用 GEPI 评定肩关节功能损伤情况。治疗前后 VAS 值比较相差显著（$P < 0.001$）GEPI 值也明显降低，提示电位对肩周炎治疗有显著效果（表 6-37）。

★ 表6-37　电位治疗肩周炎的治疗结果

项目	治疗前	治疗后
VAS	5.6143±0.4418	3.3571±0.4500
GEPI	0.3493±0.0024	0.1957±0.0029

5. 肢体痛　包括颈椎病、肩关节周围炎引起的肩臂痛。腰椎骨质增生、椎间盘脱出等引起的腰腿痛，还有膝关节的骨质增生、半月板病变、韧带和风湿性关节炎引起的膝关节痛，还有跟骨骨质增生引起跟骨骨刺痛，用电位治疗均有好的疗效。

上海市第一人民医院陈文华等报道用电位治疗仪治疗30例肢体痛患者，除疼痛部位采取不同姿势（坐位或仰卧位）治疗以外，还在疼痛部位（阿是穴）采用电子笔进行治疗，经治疗后，临床治愈10例，显效18例，有效1例，无效1例，总痊愈率33.3%，显效率93.3%，有效率达96.7%（表6-38）。

★ 表6-38　电位治疗仪对疼痛的疗效

病种	n	痊愈	显效	有效	平均疗效	痊愈率	显效率	有效率
肩（颈）（臂）	11	3	8		9.2	27%	100%	100%
疼痛腰腿痛	14	5	7	1	10	35.7%	85.7%	92.9%
膝（髋）关节痛	4	2	2		10.8	50%	50%	100%
跟骨骨刺疼痛	1		1		20	0	100%	100%
总计	30	10	18	1	12.5	33.3%	93.3%	96.7%

十五、失眠

失眠是指睡眠时间少，睡眠质量差，最常见的是入睡难。中途醒和早醒，醒后感到身体软弱无力，疲劳未解除；自觉精神不佳，头脑昏沉，反应迟钝，健忘等。这主要是人体生物钟紊乱的结果。

判断失眠有 4 个标准：①想睡，却难以入睡。②每周失眠次数在 3 次以上，并持续 1 个月以上。③造成后果，影响学习、工作和生活。④不存在造成失眠的其他因素。

失眠危害人类健康　进入 21 世纪，竞争越来激烈，生活节奏越来越快，压力加大，人们尤其需要"睡得好""吃得好"。但实际情况正相反，睡眠障碍却成为普遍性的问题。主要是亢奋型失眠，失眠队伍正在悄悄壮大，治疗失眠的药物销量大增，WHO 对 14 个国家调查发现，有 27% 的人存在睡眠问题。我国有 4.5% 的人存在睡眠障碍，其中老年人失眠占 60%，说明睡眠障碍已经成为威胁我国人民健康的一大社会问题。医学专家们认为，失眠已是一种疾病，器质因素、其他疾病因素、药物因素、生活环境因素、心理因素等，均可以引起失眠。

美国登记注册与睡眠有关的疾病有 84 种，其中包括神经系统、精神、心脑血管、内分泌系统，以呼吸系统为主，还易造成工伤、车祸、人际关系不良等。其中糖尿病、高血压、冠心病、脑血栓、阳萎、癫痫等疾病均与失眠有关。

失眠人员平日头晕、眼花、头痛、耳鸣、心悸、胸闷、烦躁、健忘、注意力涣散、记忆力下降、思想闭塞、精神疲劳、精神障碍、一天无精打采、萎靡不振，使工作、学习的效益日益下降，苦不堪言。故有人形容"睡眠不佳、身体像西瓜""长期失眠、减寿 8 年""失眠一载、癌症自来""难以入睡、性功能减退"。

【病因】

1. **失眠都是由于外部原因和心理原因造成的**　多数失眠是由抑郁症和焦虑症引起的，故应积极治疗抑郁症和焦虑症。

2. **精神因素**　情绪过于兴奋、紧张、悲伤时均可以引起失眠，85% 以上的失眠者均由精神心理因素引起。如睡前观看刺激强烈、情节离奇、剧情恐怖的小说、电影、电视片，均可因为兴奋、恐惧、悲伤等而失眠。

值得注意的是，对失眠的恐惧也会导致失眠，有些人稍微长一点时间睡不着，就开始紧张，结果因担心失眠，反而真的失眠了。

3. **外来因素**　声、光、电、热、冷、换床，或出差坐火车、汽车、轮船，或时差颠倒，工作中的"三倒班"，工作学习中的"开夜车"均会扰乱正常睡眠和觉醒的节奏，引起失眠。

4. **饮食和药物的影响**　饮食、药物因素会对睡眠产生重要影响，以下引起失眠的 4 大饮食药物因素应予以避免。

（1）咖啡因：茶、可乐、可可、巧克力等饮料中均含有咖啡因成分。咖啡因可刺激神经系统，使肾上腺分泌旺盛，使人兴奋，这种咖啡因的作用时间可长达 12 小时以上。白天若过量饮用晚上便睡不好觉。

（2）含醇饮料：有人以为喝酒可以帮助睡眠，这是一种误解。乙醇使人醉倒，但使人睡到一半时会突然醒来，乙醇会使人睡不安稳，时睡时醒，醒来难以入睡。醒后更感疲倦，饮酒并不解乏。

（3）尼古丁：香烟中的尼古丁可以刺激神经系统，使肾上腺分泌增加，振奋精神；另外，尼古丁危害呼吸系统，造成睡眠时呼吸不畅，还可以使血压升高，影响睡眠。

生物钟养生要求该睡则睡，该醒则起床，人体生物钟运转到哪一种行为的"最佳期"或"关键期"就应当实行哪种行为。从以下表 6-39 中看出生物钟运转到 22：00，便是睡眠期，此时睡觉最符合生理的需要。

★ 表6-39　人体生物钟

时段	最佳期	生物钟运转
半夜 24：00	浅睡眠	此时身体敏感，疼痛加重，疾病易发或加重
午夜 1：00 — 2：00	排毒期	此时肝因排出毒素而活动旺盛应当安睡，让肝得以完成这一代谢废物的过程
凌晨 3：00 — 4：00	休眠期	此时重症患者最易犯病，病情加重或死亡，这时最需要睡眠。最好不要这时熬夜
上午 9：00 — 11：00	精华期	此时注意力、记忆力最好，为最佳用脑时间，工作学习效率最高
中午 12：00 — 13：00	午休期	生物钟低潮，需静坐，闭目养神或午睡片刻
下午 14：00 — 17：00	高峰期	全天第二个精华期，此时分析力和创造力最好
傍晚 17：00 — 19：00	暂憩期	此时精力下降，节律却敏感，此时锻炼最好，记忆力也最好
晚上 20：00 — 22：00	思考期	为晚上活动的巅峰期，一天第三个精华期，适于进行一些周密的思考活动
初夜 22：00 — 23：00	睡眠期	经过整日忙碌，许多"维生"性节律均下降（血压、脉搏、体温、心跳……）宜放松心情。不让体力过度负担，适时就寝，睡眠质量高

（4）药物：服用麻醉药物，如吸食大麻会严重干扰睡眠，还有一些兴奋神经的药物，如苯丙胺、咖啡因、麻黄碱、氨茶碱等，均会影响睡眠。

5. 疾病因素　如糖尿病患者夜尿多，频繁起夜，影响睡眠；哮喘患者，呼吸道不畅，不能平稳安睡等，其他如心脏病、肝炎、肾病、溃疡病、风湿性关节炎、骨性关节炎均会由于心悸、气短、腹胀、腹痛、尿频、关节疼痛而不能入睡。

【危害】失眠总的来说是睡眠节律的紊乱，节律是人体有序性的集中表现，生物钟运转不准点是早衰、易病、夭折的总根源，它会影响许多器官、系统的正常功能，造成失眠的并发症。

1. 影响大脑功能　人在仰卧位睡眠时，脑的血流量是站立时的 7 倍。血流量增加可满足脑对血氧的需要，由于大脑总是最大的"耗氧户"，它的体积占人体的 1/20，却要消耗人体大部分的氧，如脑血流量减少，则会导致脑功能不全，如每晚少睡 1 小时，可能会使个人的智商暂时性降低 1 个商数，睡眠不足还会引起短暂的健忘症。

2. 降低和削弱免疫功能　与大多数人体节律呈昼高夜低运转的规律相反，免疫系统的运转呈昼低夜高状态。所以说只有在睡眠状态下，免疫功能才能加强和提高。它需要足够的睡眠才能处于最佳功能状态，而失眠则恰恰不能满足这一要求，从而造成免疫功能下降，这样将导致人体对外来病原微生物的吞噬作用下降。对细胞的突变也失去辨别和消灭功能。由于睡眠不足可使胃和小肠在夜晚产生修复作用的蛋白 TFF2 分泌减少，从而增加胃癌的发生概率。

3. 引起各种内分泌紊乱　如生长激素在熟睡时分泌的量是白天的 5～7 倍，泌乳素也是夜间分泌增多。失眠则会导致分泌下降，睡眠不足可以抑制某些激素的分泌，这种激素下降可导致人体产生饥饿感，经常多吃东西而肥胖。

4. 引起各种代谢紊乱　失眠可以导致新陈代谢速率下降，可以使血液循环量下降（正常人睡眠时肝的血液供应是白天站立时的 7 倍）。由于新陈代谢速率下降和血液循环量下降，则导致皮肤的老化过程加快，使皮肤变得暗而苍白，出现皱纹、黑眼圈等，并出现早衰现象。

5. 失眠可以引发多种疾病　在发生失眠 6 年时，失眠者患缺血性心脏病的概率比正常人高 2 倍，经常性头痛的概率则增加 3 倍，抑郁症概率高 4 倍。睡眠不足还可导致胰岛素抵抗，使胰岛素分泌较正常睡眠人增加 50%，而且敏感度大大降低，因而容易诱发糖尿病的发生。此外，还可以导致高血压、心律失常、肾病、性功能减退、自主神经功能紊乱、红细胞增多症、心肌梗死和脑卒中等。

6. 性功能障碍　失眠者情绪焦虑，苦闷。长期服用催眠药，势必导致大脑皮质的兴奋性改变，使性功能受到影响，男子易患阳萎，女子出现性冷淡。

7. 意外事故多　由于长期失眠，导致注意力、反应能力、记忆力明显降低，使工作效率明显下降，白天工作无精打采，效率降低，易出现工作事故、车祸等。

总之，长期睡眠不足，可引发的疾病有 84 种之多。

【睡眠与失眠的关系】要想了解失眠，首先要了解睡眠是怎么回事。哈维、鲁密斯和赫伯特 3 位科学家发现，在睡眠过程中脑电波的变化是有节律的，交替出现的。正常闭眼时大脑处于安静状态下，则出现频率为 8～13Hz 的 α 波，此波与健康长寿有关，故称为长寿波，如睁开眼思考时则出现 14～30Hz 的 β

波，所以此波又称思考波，白天清醒状态主要是β波。如刚醒和晚上刚入睡时、打盹、午睡起始、入静时也会出现β波，但在睡眠时则不同，可以出现白天没有的几种波形，而且是有节律性的，从而发现睡眠有两个时相交替进行，即慢波睡眠和快波睡眠。

1. **慢波睡眠又称无梦睡眠，可分为 4 个阶段**

（1）入睡期（S_1）：待睡期，处于浅睡，打盹，朦胧，意识尚未完全消失，这时脑电波形为α波，但逐渐减少，甚至少于50%，这一过程约 5 分钟。睡得慢或不能入睡，也是失眠。

（2）浅睡期（S_2）：意识已近消失，易唤醒，这时α波进一步减少，开始出现慢波，此阶段可维持数分钟，因人而异。这一期对体力、脑力的恢复作用不大，所以有一种失眠叫"浅睡失眠"，这种人睡眠后仍觉未睡醒似的，S_2 占时为45%～55%。

（3）中等深度睡眠期（S_3）：此时α波基本消失，出现频率为4～7Hz的θ波，但仍混有类似α波的菱形睡眠波（12～14Hz）与特有的κ波，S_3 占时为3%～8%。

（4）深睡期（S_4）：此期是睡眠质量好坏的关键，此时出现大量频率慢、幅度大、同步化的0.5～3Hz的δ波，此期为δ波前期的20%～50%，后期则占50%以上，S_4 占时为10%～15%。

2. **慢性睡眠的生理表现**　闭目，感觉功能减退，除颈部肌肉仍保持一定紧张性以外，全身肌肉紧张度减退，意识和随意运动消失，骨骼肌的反射活动也减退；循环系统、呼吸系统和自主神经系统的功能活动水平均降低，但却相当稳定，如瞳孔缩小、脉搏与呼吸次数减少、血压下降、消化和排泄功能降低、体温下降。

3. **慢波睡眠的主要作用**　消除体力疲劳和恢复体力，

人体可得到充分的休息，大脑基本处于静息状态，尿量减少 1/3～1/2，泪腺、唾液腺、鼻黏膜分泌减少，手心和脚心出汗，呼吸深、慢而均匀，在慢波睡眠中，脑垂体中的生长激素、催乳激素分泌明显增多。

4. **快波睡眠** 又称有梦睡眠，在此期中必然做梦，眼球快速转动，由前面的深睡期的慢波（δ 波）一下子转变 α 波。这时流经大脑皮质的血流量要比慢波睡眠时多 30%～50%，耗氧量也显著增多，这为大脑的精力恢复和智力发展提供了物质基础。在快波睡眠中，交感神经兴奋，血压升高，心率增加，呼吸加快，大脑白天摄入的信息也在快波睡眠中进行编码、储存。即"日有所思，夜有所梦"。精神分裂症、脑功能障碍、呆傻、白痴者都不存在快波睡眠。现已发现快波睡眠者可以长寿。有梦睡眠占半小时左右。

快波睡眠睡得最深，最难唤醒，它与 S_4 合起来称为熟睡阶段，熟睡阶段是睡眠质量的重要指标，尤其是快波睡眠阶段。

在快波睡眠中很难唤醒，全身肌肉处于松弛状态，这时除快速眼球运动外（图 6-2），还有磨牙、手足乱动和微笑，男孩子有阴茎勃起发生。

两时相全过程为 2 小时左右，一般一夜的正常睡眠要经过 3～4 个睡眠周期，如果以上 5 个期都存在则为睡眠质量高。如 S_1 延长则为入睡困难。在 S_3 醒来则不易入睡，无 S_4 则为浅睡，未经过快速睡眠则早醒，有梦睡眠期延长则多梦，通宵不眠是不可能的，只是停留在入睡的浅睡期之上。睡眠节律紊乱患者起床后不解乏、烦躁、焦虑、紧张不安、疲乏无力、提不起精神、注意力不集中、理解力下降、兴趣减少、白天昏睡，若持续 3 个月以上者，则成为"慢性原发性失眠"。这种该睡不睡，该醒不醒，时间倒错是一种睡眠障碍，也是一种典型的亚健康状态，但是每个人的睡眠要求却不同，大概可分为 3 类。①短期型：每天睡 4～5h。但睡眠质量高。②长期型：每天睡 9h 以上。③中期型：每天睡 7～8h，最近有人认为睡 6～7h 的人寿命最长。

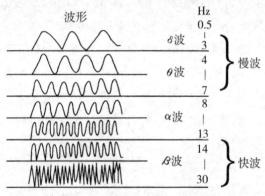

★ 图 6-2　脑电波的波形与频率

　　每个人醒睡的节律也不相同，一般也分为 3 类。①夜晚型（猫头鹰型）：越晚越有精神，效率也更高。②清晨型（百灵鸟型）：即早睡早起，天一黑即有睡意，早早入睡。③白昼型（鸡型）：一般人较稳定睡 7～8h。

　　我们提倡午睡 0.5～1h（此时刚到 S_3 和 S_4 期，不会做梦），适当消除困倦，让大脑充电，提高工作效率，有人研究发现午睡可降低血压 2.0～2.7kPa（15～20mmHg），可以预防冠心病和心肌梗死（使冠心病发生率减少 30%）。午睡还可以诱发夜间快波睡眠的延长，对长寿有好处。造成睡眠障碍 85% 以上是精神心理因素，如工作节奏太快，生活压力增大，竞争激烈，情绪紧张；其次是环境因素的变化，如声、光、冷、热、换床，喝浓茶、咖啡，"三班倒"时差等；疾病因素，如糖尿病、哮喘、心脏病、肝炎、溃疡病等；药物因素服用具有兴奋性的药，如苯丙胺、麻黄碱、氨茶碱等也会引起失眠。

失眠会引起亚健康，甚至引起精神失常。美国彼得·特里普自告奋勇 200 小时不睡觉，前 3 天一切正常，到第 4 天精神出现异常，时笑时哭，第 5 天则出现大喊大叫，全身有异样感，如虫子爬、发热，到 200 小时则出现精神症状，最后无法坚持，被人架到床上，睡了 9 小时后一切均正常了，由此说明了睡眠的重要性。美国航天飞机"挑战号"发生爆炸和苏联切尔诺贝利核泄漏事故均是由于工作人员睡眠不足，困倦到了极点所造成的。

【如何衡量失眠的程度】采用阿森斯失眠量表（ais）来衡量失眠的程度，简单方便，共 8 项 32 个问题，以 1 个月内每星期至少出现 3 次失眠才有价值，每个问题括号内的数字为分数，按自己实际情况打分，若总分小于 4，为无睡眠障碍；如果总分在 4～6，为可疑失眠，如果总分在 6 以上，则属于失眠。

1. 入睡时间（关灯后到睡着的时间）　没问题（0）；轻微延迟（1）；显著延迟（2）；延迟严重或没有睡眠（3）。

2. 夜间苏醒　没问题（0）；轻微影响（1）；显著影响（2）；严重影响或没有睡眠（3）。

3. 比期望的时间早醒　没问题（0）；轻微影响（1）；显著提早（2）；严重提早或没有睡眠（3）。

4. 总睡眠时间　足够（0）；轻微不足（1）；显著不足（2）；严重不足或没有睡眠（3）。

5. 总睡眠质量（无论睡多长时间）　满意（0）；轻微不满（1）；显著不满（2）；严重不满或没有睡眠（3）。

6. 白天情绪　正常（0）；轻微低落（1）；显著低落（2）；严重低落（3）。

7. 白天身体功能（体力或精神，如记忆力、认知力和注意力等）足够（0）；轻微影响（1）；显著影响（2）；严重影响（3）。

8. 白天嗜睡　无嗜睡（0）；轻微嗜睡（1）；显著嗜睡（2）；严重嗜睡（3）。

【预防】许多失眠者，不是首先找出失眠原因，对因防治，而是失眠就用催眠药也是失眠者的误区之一。服用催眠药的原则有两句话：一是"能不用就尽量不用"，实在不行就"交替使用"，以便减少其不良反应和耐药性、成瘾性，避免长期服用引起肝、肾损害，骨髓抑制等。

（1）按时睡眠，保持与自身生物钟的同步性。

（2）定时适量运动：一方面可以调节白天的心理压力，身心放松，运动有益心、脑血液循环的改善，增进睡眠。

（3）睡前避免过度兴奋的刺激：不要看惊险的电视剧，勿饮用容易引起兴奋的茶、咖啡、酒等饮料。

（4）安静舒适的睡眠环境：卧室要宁静、温暖、舒适；床、被褥、枕头均要适宜。

（5）睡眠更重要的是要在入睡前抛开清醒时的一切烦恼，洗个热水澡，听听音乐，使心情平静，以达到安稳入睡的目的。

【电位治疗】电位治疗失眠是一种有效的方法，它可以缩短睡眠的潜伏期，延长睡眠时间，改善睡眠质量，提高睡眠效率，从而改善白天的状态。在电位治疗的病种中治疗失眠的有效报道和病例数最多，是值得推广的一种方法。

中山大学附属第一医院黄埔院区佘小梅等报道，将66例患者随机分为两组，每组33例，经统计学处理具有可比性。

对照组：给予常规药物，每晚睡前口服阿普唑仑 0.4～0.8 毫克，同时给予心理疏导及睡眠卫生教育和放松疗法，了解困扰患者的心理问题，并针对问题给予疏导和鼓励等。连续 2 周为 1 个疗程。

治疗组：在对照治疗组的基础上进行电位治疗。每天 1～2 次，每次 40min，15 天为 1 个疗程。

两组患者治疗前后采用匹兹堡睡眠质量指数（PSQI）作为评价睡眠质量的工具。PSQI 由 23 个项目构成，采用主观睡眠质量、入睡时间、睡眠时间、睡眠效率、睡眠障碍、日间功能 6 个指标。每个指标按 0、1、2、3 来记分，得分越高表示睡眠质量越差（表 6-40）。采用 Zung 抑郁自评量表（SDS）和焦虑自评量表（SAS）评定两组患者治疗前后的抑郁和焦虑状态。

★表 6-40　评定两组治疗前后 PSQI 各因子及 SAS/SDS 评分比较（$\bar{x}\pm s$）

项目	对照组（n=33）		实验组（n=33）	
	对照组(n=33)	对照组(n=33)	治疗前	治疗后
AS 评分	53.6±12.32	39357±9.10★	55.87±12.24	21.41+6.64△
SDS 评分	56.91±12.83	46.53±8.00★	55.56±11.21	41.1+5.21△
睡眠质量	2.7±0.9	1.9±0.6★	2.6±.07	1.2±0.5△
入睡时间	2.6±0.8	1.8+0.9★	2.6+0.7	1.2+0.5△
睡眠时间	2.7+0.8	1.4+0.7★	2.6+0.6	0.6±0.6△
睡眠效率	2.6±0.6	1.6±0.7★	2.7±0.8	0.9±0.4△
睡眠障碍	2.2±1.0	1.4±0.8★	2.3±0.1	0.5±0.6△
催眠药物	1.8±1.1	2.6±0.9★	1.6±1.0	0.3±0.1△
日间功能	2.5±1.3	2.0±1.0★	2.4±1.0	0.9±0.5

注：★. 组内治疗后与治疗前比较，$P<0.05$，△. 治疗后两组间比较 $P<0.05$

治疗后，两组患者 PSQI 各因子评分和总分及 SAS/SDS 评分均有不同程度改善。电位治疗组明显优于对照组（$P < 0.05$）。

陕西省人民医院康复医学科杨俊生等使用电位治疗仪治疗 35 名失眠患者，每天 1 次，每次 30min，20 天为 1 个疗程。

1. 诊断标准症状

（1）睡眠障碍：包括难以入睡，久不能眠或间断多醒，整夜多梦，似睡非睡或早醒，醒后不能再入睡或通宵难眠。

（2）上述睡眠障碍每周至少发生 3 次，并持续 2 周以上。

（3）白天出现精神疲乏不振或头晕头胀、心慌心烦等症状，影响工作、学习和社会活动。

（4）非躯体疾病或其他精神疾病的并发症状。

2. SPIEGEL 失眠症临床观察量表积分　按国际通用 SPIEGEL 量表所包含的入睡时间、总睡眠时间、夜醒次数、睡眠深度、做梦情况及醒后感觉等 6 项内容来检测评分，≥ 12 分为轻度失眠症；≥ 18 分为中度失眠症；≥ 24 分为重度失眠症。

3. 有效性评价

（1）临床治愈：症状完全或基本消失，和（或）SPIEGEL 量表减分率≥ 80%，和（或）SPIEGEL 量表分值＜ 12 分。

（2）显效：症状基本消失，和（或）SPIEGEL 量表减分率≥ 50%，和（或）SPIEGEL 量表分值由 24 分以上减为≥ 12 分＜ 18 分。

（3）有效：症状有改善或部分改善，和（或）SPIEGEL 量表减分率≥ 30%，和（或）SPIEGEL 量表分值由≥ 24 分减为≥ 18 分＜ 24 分。

（4）无效：症状无变化或加重，和（或）SPIEGEL 量表减分率＜ 30%。

4. 临床评价标准　按失眠症的评价标准分为临床治愈、显效、有效和无效四级标准评价治疗效果。

总有效率＝（1－无效病例数）/总试验例数；

总显效率＝（痊愈病例数＋显效病例数）/总试验例数。

5. 对照试验设计和统计学处理方法　以每一例患者治疗前和治疗后的治疗效果进行自身前后对照，所得结果应用SPSS13.0统计软件进行统计学处理。

卡方检验：不同病种疗效分析。

方差分析：观察电位治疗仪对不同病种或不同病情以及不同年龄或性别等治疗效果有无差异（表6-41，表6-42）。

$P < 0.05$ 视为有显著性差异。

★ 表6-41　电位治疗仪治疗失眠症临床治疗效果 1

	分级	例数	临床治愈	显效	有效	无效	总显效率	总有效率
失眠症（32 例）	轻度	4	4	0	0	0	100%	100%
	中度	12	8	0	4	0	66.7%	100%
	重度	16	6	2	6	2	50%	87.5%

经卡方检验，轻度失眠症的总显效率较其他组明显增高，失眠症各分级之间的总有效率均无显著性差异。

★ 表6-42　电位治疗仪治疗失眠症临床治疗效果 2

	分级	例数	减分率 %（Mean±SD）
失眠症（32 例）	轻度	4	71.2±29.9
	中度	12	47.5±30.9
	重度	16	40.6±30.9

方差齐性检验，$F > 0.05$，各组间方差相等。

经方差分析，HPT2018-Ⅲ型中低频电位治疗仪对轻、中、重度失眠症患者疗效之间无显著性差异。

庐江县人民医院徐善恒等报道用电位治疗 35 名失眠患者，每天 1 次，每次 30min，20 天为 1 个疗程，治疗前后用匹兹堡睡眠质量指数（PSQI）进行评定。

治疗后睡眠指标"很差"和"不好"的百分率变化：总体睡眠质量由 88.6% 变为 8.6%；睡眠持续性由 80.0% 变为 17.1%；睡眠效率由 71.4% 变为 14.3%；睡眠紊乱由 25% 变为 0；白天功能由 85.7% 变为 25.7%（表 6-43）；各指标治疗前后的差异有统计学意义（$P < 0.01$）。

★ 表 6-43　治疗前后睡眠状态的变化（$n=35$）

		很差 (I) ★	不好 (J) ★	尚好	非常好	I + J 的%
总睡眠质量	治疗前	6	25	4	0	88.6
	治疗后	0	3	22	10	8.6
睡眠持续性	治疗前	15	13	6	1	80.0
	治疗后	3	3	22	7	17.1
睡眠效率	治疗前	14	11	7	3	71.4
	治疗后	4	1	11	19	14.3
睡眠紊乱	治疗前	0	9	25	1	25.7
	治疗后	0	0	27	8	0
白天功能	治疗前	15	15	3	2	85.7
	治疗后	1	8	18	8	25.7

注：★为此例数表示

睡眠时间变化（表 6-44）：实际睡眠时间＜7h 的百分率由治疗前的 82.9% 变为治疗后 34.3%（$P < 0.01$）。

★ 表 6-44　治疗前后实际睡眠时间变化（$n=35$）

实际睡眠时间	＜7h	＞7h	减少	无变化	＜7h（%）
治疗前	29	6			82.9
治疗后	12	18	1	4	34.3

治疗前后睡眠潜伏期的变化（表 6-45）：睡眠潜伏期＞30min 患者的比例由治疗前的 94.3% 降为治疗后的 40.0%（$P < 0.01$）。

★ 表 6-45　治疗前后睡眠潜伏期的变化（$n=35$）

睡眠潜伏期	≥30min	＜30min	无变化	≥30min（%）
治疗前	33	2		94.3
治疗后	14	16	5	40.0

PSQI 因子分数治疗前后改变（表 6-46）：PSQI 分数治疗后明显下降（P 值均＜0.001）。

★ 表 6-46　治疗前后 PSQI 因子分数的比较（$n=35$）

	治疗前	治疗后	t	P
主观睡眠质量	2.06±0.54	0.80±0.59	11.32	＜0.001
睡眠潜伏期	2.11±0.90	0.97±0.92	7.16	＜0.001
睡眠持续性	2.03±0.91	1.13±0.81	7.18	＜0.001
睡眠效率	1.72±1.20	0.69±1.03	5.2	＜0.001
睡眠紊乱	1.23±0.49	0.74±0.44	5.11	＜0.001
使用催眠药物	0.88±1.20	0.24±0.09	4.11	＜0.001
白天功能	2.23±0.84	1.06±0.76	7.26	＜0.001

深圳市南山人民医院张敏等人报道电位治疗慢性疼痛继发失眠 136 例，其中包括慢性非器质性疼痛中的颈肩痛 46 例，胸背痛 23 例，腰腿痛 43 例，血清阴性脊椎关节炎 6 例，全身多处软组织痛 18 例，这些患者持续疼痛均达 6 个月以上，每周不少于 5 天，每天发作时间不少于 4h。

将 136 例患者随机分为对照组和治疗组，每组 68 例。对照组：艾司唑仑（舒乐安定）每次 1mg，每日 1 次。每晚睡前 20～30min 服用。同时在疼痛区进行超短波和中频电治疗，每日 1 次，14 次为 1 个疗程。治疗组：采用电位治疗仪进行治疗，每日 1 次，每次 20～30min。14 天为 1 个疗程。再根据疼痛部位取不同的经络穴位局部点穴，点穴刺激强度因人而异，每次选穴 3～4 个，每次每穴点刺 5 下。

疼痛的评分用视觉模拟尺进行模拟评分（VAS），睡眠情况则按照匹兹堡睡眠质量指数（PSQI）作为评价睡眠的工具。对照组（A 组）和治疗组（B 组）治疗前进行 VAS 评分和 PSQI 各指标均无显著差别（$P > 0.05$）。治疗后 2 周，A 组及 B 组 VAS 评分均较治疗前明显降低（$P < 0.05$），B 组改善程度优于 A 组，差异有显著性（$P < 0.05$），治疗前后匹兹堡睡眠质量指数（PSQI）的各项指标（表 6-47）也均明显优于对照组（$P < 0.05$）。

★ 表 6-47　两组患者治疗前后 VAS 评分及 PSQI 因子分比较（$\bar{x} \pm s$）

项目	A 组（$n=67$）			B 组（$n=68$）		
	治疗前	治疗后	差值	治疗前	治疗后	差值
VAS 评分	7.4±2.1	4.6±2.3	2.5±1.9	7.5±2.9	2.7±1.4[△★]	4.9±2.4
睡眠质量	2.6±0.9	1.8±0.6	0.8±0.3	2.5±0.7	1.0±0.5[△★]	1.6±0.4

（续 表）

项目	A组（*n*=67）			B组（*n*=68）		
	治疗前	治疗后	差值	治疗前	治疗后	差值
入睡时间	2.5±0.8	1.9±0.9	0.6±0.4	2.6±0.7	1.2±0.8 △ ★	1.5±0.9
睡眠时间	2.7±0.8	1.3±0.7 ★	1.3±0.5	2.7±0.5	0.5±0.4 △ ★	2.3±0.8
睡眠效率	2.5±0.6	1.5±0.7 ★	1.1±0.5	2.6±0.9	0.8±0.3 △ ★	1.8±0.7
睡眠障碍	2.2±1.0	1.4±0.8 ★	0.7±0.6	2.3±1.1	0.5±0.6 △ ★	1.9±0.9
催眠药物	1.9±1.1	2.7±0.8 ★	0.7±0.6	1.7±1.0	0.2±0.1 △ ★	1.6±0.6
日间功能	2.5±1.3	2.1±1.0	0.2±0.4	2.3±1.0	0.9±0.6 △ ★	1.5±0.8

注：★. 与治疗前比较，$P < 0.05$；△. 与A组比较 $P < 0.05$

作者还对两组治疗不良反应发生情况进行了比较（表6-48）。

★ 表6-48　两组治疗不良反应发生情况比较（例数 %）

不良反应	A组（*n*=66）	B组（*n*=66）
头晕头痛	14（20.9）	1（1.5）
便秘	6（9.0）	0（0）
口干	2（3.0）	0（0）
恶心	3（4.5）	0（0）
困倦嗜睡	8（11.9）	1（1.5）
合计	33（49.3）	2（3.0）

注：A组为药物治疗组，B组为电位治疗仪治疗组。A组与B组比较 $P < 0.001$

传统治疗睡眠障碍使用的镇静催眠类药物，是通过麻醉中枢神经系统来促进或延长睡眠的，不能调整人体生物钟，效果不理想，且不良反应多，如成瘾性、顺行性健忘、头晕、乏力等。治疗失眠的物理治疗仪常用的有声光大脑调节仪、低频磁场诱导仪、脑电生物反同步仪等。

电位治疗仪同样是一种物理疗法，因无成瘾性、反跳性及其他的不良反应，是较理想及有前途的一种治疗方法，关于电位治疗失眠，临床报道比较多，如毛玉瑢、张琴、樊玉杰、陈蕊心等人都有报道，疗效均为 90% 左右。

十六、糖尿病

【概述】

1. **正常人血糖稳定** 人体内糖的种类有很多，血糖是指血液中的葡萄糖，以毫摩 / 升（mmol/L）表示。

正常人血糖处于动态平衡之中，空腹血糖一般在 3.3～6.1mmol/L，餐后 2 小时血糖在 3.3～7.8mmol/L。

为什么血糖是动态平衡呢？主要由于血糖的来源（如食物消化、吸收、肝内储存糖原的分解，脂肪和蛋白质的转化）和血糖的转化（如血糖转化为能量；转化糖原储存于肝、肾和肌肉之中；转化成脂肪加以储存）是平衡的，它们是通过神经和内分泌系统等重要器官加以调节，以保持血糖的平衡。

2. **糖尿病是中老年人常见病** 是与体质因素、病毒感染、自身免疫、饮食因素、不良情绪等多种不同病因相关的体内胰岛素缺乏或作用降低所致的一组内分泌代谢性疾病。

糖尿病不是一种独立的疾病，而是多种不同病因所致的一组疾病。

【分类】临床根据不同病因分为两类。

1. **原发性糖尿病** 又称自发性糖尿病，发病原因不明的糖尿病。又根据其对胰岛素的依赖程度分为胰岛素依赖型糖尿病（1 型）、非胰岛依赖型糖尿病（2 型）。

1 型糖尿病有明显的病理改变、产生胰岛素的细胞数量仅有正常的 10%以下，而且和病毒感染密切相关，因病毒可直接或间接诱发自身免疫反应引起胰岛炎，破坏胰岛细胞，减少胰岛分泌。故 1 型糖尿病儿童幼年时常有呼吸道感染或腮腺炎等病毒感染史，这类糖尿病除和自身免疫和感染有关以外，尚与遗传因素有关（约占 54%的发病）。故 1 型糖尿病幼年发病，吃多、喝多、尿多、消瘦症状较为明显。

2 型糖尿病，肥胖是重要诱发因素之一，肥胖时其外周靶组织（如脂肪组织）胰岛素受体数目减少，与胰岛素的亲和力降低，还常有受体后缺陷。据统计，40 岁以上发病的糖尿病患者有 2/3 的人在病前超重 10%，其饮食失调、高脂肪饮食、高糖饮食均会成为糖尿病诱因。这些患者症状常不典型，现国内外公认糖尿病为遗传性疾病，引起 2 型糖尿病的遗传因素明显高于 1 型糖尿病，调查 200 对孪生儿中，在 5 年内先后发生 2 型糖尿病占 91%。由于 2 型糖尿病症状不典型，不能引起患者和医师的重视，而错过了治疗的时机。

2. 继发性糖尿病　其原因更为复杂，常由于胰腺疾病（如胰腺炎等）、内分泌疾病（如甲状腺功能亢进症、肢端肥大症）、药物（如氢氯噻嗪、阿司匹林、泼尼松、吲哚美辛）等均可导致糖尿病或糖耐量减退，多种遗传综合征（如糖原贮积症 1 型等）也是病因之一。

【流行病学资料】1979 年我国糖尿病患病率在 0.67%左右，而现在 18 岁及以上居民患病率是 9.7%，目前中国糖尿病患者已达 9700 万人。这不仅直接威胁着患者的健康和生命安全，也造成国家人力和财力的巨大损失，已经成为影响我国社会主义现代化建设的重大障碍。

造成糖尿病，特别是 2 型糖尿病人数的急剧增多，主要原因是我国人民生活水平正迅速提高，与不良的饮食习惯有关系，大吃大喝不注意体育锻炼而引起肥胖，肥胖人比正常体重者糖尿病患者增加 4 倍；也由于社会的发达、进步、竞争日益激烈，一些人长期处于紧张状态；再加上中国人均寿命逐步增加，随着年龄增长糖尿病的发病率显著增加。

【危害】由于不太严重的高血糖，患者没有不适的感觉，对糖尿病的危害就放松了警惕，以至等并发症出现，又失去最佳治疗时间。高血糖可以造成如下的危害。

1. 水、电解质代谢紊乱 高血糖导致血浆渗透压升高，超过肾重吸收糖的阈值时则随尿排出，带出大量水分，也带出 Na^+、K^+ 等大量电解质而引起电解质代谢紊乱，于是引起脱水、口渴、中枢兴奋，出现多尿、烦渴、多饮等症状。

2. 细胞脱水 高血糖使细胞外液渗透压增高而引起细胞脱水，特别是脑细胞脱水造成患者昏迷而死亡。

3. 慢性并发症 这是由于长期高血糖患者毛细血管基膜糖蛋白质合成增加使基膜增厚、内皮细胞增生、管壁粗糙、通道狭窄、弹性减弱、血管扩张、通渗性增加、再加上高血黏度，血流缓慢而引起严重的慢性并发症。

（1）糖尿病心、脑血管病变：引起高血压、心绞痛、心肌梗死、脑梗死、脑出血。

（2）糖尿病肾病：引起尿素氮、肌酐增加，不能排出有毒物质，大量蛋白质丢失，造成肾损害，最后导致尿毒症。

（3）糖尿病眼病：眼底出现小血管瘤，导致反复出血而失明，而且白内障、青光眼发病率也很高。

（4）糖尿病神经病变：出现手套、袜套样感觉、四肢麻木、刺痛、阳萎、消化道症状如恶心、呕吐、腹泻与便秘相交替等表现。

（5）糖尿病足：下肢出现营养不良、溃疡、坏疽，严重者可导致截肢。

（6）易感染：如皮肤疖，毛囊炎反复发作和骨、关节、牙周等病变。

（7）胎儿畸形：糖尿病妇女妊娠，易出现胎儿畸形，母亲及胎儿死亡率较高。

从以上可以看出糖尿病是一个隐形杀手，继心脑血管疾病、癌症之后的第三位致死性疾病。

【诊断】糖尿病的典型临床表现是"三多一少"，即多吃，多喝，多尿，体重减轻。

1. 多吃 糖是人体主要能源，大量糖从尿中排出，机体能量不够而导致饥饿状态，导致食欲亢进，饭量大增。

2. 多喝 由于多尿引起机体失去水分，兴奋大脑皮质口渴中枢，引起多喝，每昼夜饮水量可达 3000～5000ml。

3. 多尿 尿量大而次数多，每昼夜尿量可达 3000～5000ml（正常人尿量为 1000～2000ml），排尿 10～12 次。

4. 体重减少 由于糖大量排出，因而能量不足，只有通过蛋白质和脂肪消耗来补充能量，引起脂肪和蛋白质的代谢紊乱，使体重下降，疲乏无力。对很多中老年人糖尿病患者，病状不明显，但皮肤反复出现疖肿，皮肤瘙痒，伤口经久不愈，失眠甚至出现抑郁（分别为 92%和 82.7%），性功能减退者可达40%～60%，全身无力，腰酸腿痛，视力下降，出现心脑血管疾病，这些提示可能会有糖尿病，需进一步检查。

5. 糖尿病的诊断必须依靠血糖检查　特别是餐后 2 小时血糖，否则造成很多糖尿病患者的漏诊。如血糖升高，则需进一步检查，其中主要检查方法就是糖耐量试验。

如果空腹血糖高于 6.1mmol/L 或餐后 2 小时血糖高于 7.8mmol/L 为不正常，但不能诊断糖尿病，这时需给予糖负荷，在服糖后检测血糖，这就叫作糖耐量试验。糖耐量试验前 3 天，只能每天进食 250g 以上的糖类，应停用可能影响血糖的激素、避孕药、利尿药等，做糖耐量试验前应空腹 8~14h，试验中不进食，不吸烟，不喝含糖和酒精的饮料，但可以少量饮水，在服糖前先抽取空腹血糖，然后 5 分钟内服溶于 350ml 水中的葡萄糖粉 75g，服糖后 30 分钟、1 小时和 2 小时再抽血检测血糖以排除糖尿病。

根据世界卫生组织标准，空腹血糖 ≥ 7.8mmol/L 或餐后 2 小时血糖 ≥ 11.1mmol/L 方可诊断为糖尿病。如果空腹血糖 < 7.8mmol/L，同时服糖后 2 小时血糖 ≥ 7.8mmol/L 而又 < 11.1mmol/L，则只能诊断为糖耐量减低。

糖化血红蛋白（GHbA1）也是反映 4~8 周前体内血糖平均水平，它不受一次血糖高低的影响，用这种方法可以准确的反映疗效。GHbA1 的正常值为 6.4% 以下，如 > 6.4% 则说明取血前 4~8 周患者血糖控制不好，GHbA1 控制不好可能是造成糖尿病慢性并发症的一个重要原因。目前，也有人认为 GHbA1 可以取代葡萄糖耐量试验，用于糖尿病的诊断。

1980 年世界卫生组织提出统一的诊断标准，认为凡符合下列条件之一均可诊断糖尿病。

①有糖尿病症状（三多一少），一天内任何时候测得血糖值

均≥11.1mmol/L 或空腹血糖≥7.8mmol/L 者，不需要做糖尿病的糖耐量试验，即可诊断糖尿病。

②有糖尿病症状，但血糖值未达到上述标准者，做糖耐量试验，餐后 2 小时血糖≥11.1mmol/L 者，可诊断糖尿病。

③无糖尿病症状，做糖耐量试验，餐后 2h 及 1h 血糖≥11.1mmol/L 或重复 1 次糖耐量试验，2 小时血糖≥11.1mmol/L 或空腹血糖≥7.8mmol/L 者可诊断糖尿病。

另一化验 C 肽能反映胰岛细胞储备功能，测定 C 肽时不受胰岛素抗体所干扰，与测定胰岛素无交叉免疫反应，也不受外来胰岛素注射的影响，故 C 肽才能正确反映胰岛细胞功能。

【治疗】糖尿病是终身疾病，且病因复杂，所以在治疗时采取综合治疗，如饮食治疗、运动治疗、心理治疗、药物治疗、物理治疗等。

1. 饮食疗法　对糖尿病患者的饮食调节，控制是关键的一环。主要是按体重来计算热量和糖、蛋白质及脂肪的量。

（1）糖类：主要在主食中，一般主食不能超过 250～400g，早、中、晚比例为 1 : 2 : 2。我们认为糖类应占饮食 50%～45%，如食糖过低，必须动用脂肪和蛋白质，脂肪分解，酮体增多，如胰岛素分泌不足，不能充分利用酮体，则发生酮症酸中毒，体内蛋白质分解，使抗病能力下降，继发感染；如食糖过低，使体内糖原分解和异生，引起反应性高血糖，即不吃饭血糖也升高。

糖尿病患者每餐必须进食一定量的淀粉食物，并不是主食越少食越好。但主食可多食粗粮，如莜麦、荞麦、玉米面，其血糖指数低，为 75%～89%（血糖指数指口服 50g 糖后 2h 血糖升高的情况）而白米和白面却为 90%～100%，豆类最低，仅为

15%左右。

（2）蛋白质：在糖尿病饮食中的为15%～25%，1天不超过150～250g。蛋白质食物必须以含有必需氨基酸多的动物蛋白为主，如鱼、禽、牛肉、猪瘦肉、牛奶等。其中牛奶（包括酸牛奶）是糖尿病的良好食品，因其中含有人体需要的基本营养素，易被人体吸收，其次牛奶中几乎不含核蛋白（其代谢产物为尿酸，肾排泄尿过多可损伤肾功能），另外，牛奶含钠少，有利尿作用，牛奶（酸奶更好）还含有牛奶因子，能抑制胆固醇合成；鸡蛋蛋白质高，但胆固醇也高，所以每天只吃1个为宜；鱼、鸡肉等对肾的损害明显比猪、牛肉等小，故吃鱼肉、鸡肉为宜。

有些患者以为不吃粮食，以吃大鱼、大肉为补充，认为这样血糖就不会高了，但这是大错之举，因高蛋白饮食可以引起肾小球滤过压过高，增加尿蛋白的排出，引起肾小球肥大，加速肾功能减退，容易促发或加重糖尿病肾病，如有肾病者，蛋白质的摄入应适当控制。除动物蛋白质外，植物蛋白也可以适当少吃一些，如豆腐之类，但因所含的非必需氨基酸占50%，不如动物蛋白能满足体内的生理需要，豆制品的氨基酸含量，相当于肉类的1/3～1/2，要吃比肉类多2～3倍，豆制品才能补充，但加重肾负担，所以可以用动植物蛋白混合食物，以达到互补作用。

（3）脂肪的含量在三大营养物质中占20%左右，如炒菜的油每次不超过3小勺，大家都知道，动物性脂肪含饱和脂肪酸多，吃多了可以造成血清胆固醇增多而引起动脉粥样硬化，而植物油含有丰富的不饱和脂肪酸，而且是必需脂肪酸的最好来源，不饱和脂肪酸在体内能帮助胆固醇运转，能降低血清胆固醇，另外植物又不含糖，所以有的患者误认为可以随意不加限制地食用植物油，这也是一种误解，因为糖尿病患者要控制总热量，而 1g 脂肪能产生热量 9.4kcal（37.3kJ），而 1g 糖类和蛋白质产热量只有 4kcal，故过量摄入植物油，热量产生过多，对控制疾病不利。有人认为花生、瓜子不含糖还可以抗糖，又可以抗饥饿解馋，可以多吃，这是完全不对的，花生米、南瓜子、西瓜子、葵花子等硬果的脂肪量高达 40%，属于油脂类高热能食品，吃 18 粒花生米或一小把瓜子，就等于 25g 主食或 1 个鸡蛋的热量。

（4）食物纤维：除以上三大营养素以外，目前还有称为人体"第四大营养素"的饮食纤维，这可以从蔬菜和水果中予以补充，这种饮食纤维有各种形态，其中包括含天然植物细胞壁的纤维素和果胶、多聚糖等合成多糖类。饮食纤维可分为水溶性纤维（可溶性纤维）与非水溶性纤维（粗纤维）两大类，两者的性质以及作用有很大的不同，只有水溶性纤维对餐后血糖和血脂浓度有明显作用。

饮食纤维对人体有什么作用呢？

①降糖作用：饮食纤维进入胃肠后吸收水分膨胀，呈胶质状，延缓食物中的葡萄糖吸收，减轻对胰岛细胞的负担，提高胰岛素的降糖效率，降低血糖，特别是餐后高血糖，而且能增加粪便中氮的排泄量，对糖尿病肾病有好处。

②降脂作用：减低肠道对胆固醇的吸收，促进胆汁分泌、排泄，降低胆固醇水平，可预防冠心病和胆结石的发生。另外，人体结肠中的厌氧菌能使水溶性纤维大量发酵，产生纤维醋酸盐、纤维内酸盐和纤维丁酸盐，也有助于降血糖和血脂。

③抗饥饿作用：饮食纤维在胃肠内吸水后膨胀，可产生饱腹感，而且饮食纤维不易嚼烂，进食时使咀嚼次数增加，下丘

脑的"饥饿中枢"得到足够的刺激，使胃内容物排出时间延长，抑制了餐后血糖的上升，从而血糖刺激胰岛细胞分泌的胰岛素的量也减少，使脂肪合成低下。

④减肥作用：饮食纤维在胃肠内限制了部分糖和脂质的吸收，使体内脂肪消耗增多，有助于减肥，对患者无任何不适。

⑤通便作用：促进肠道蠕动，缩短肠内容物通过的时间由原来的102h，减少至68h，并软化大便，起到润便、解除便秘的作用。

⑥解毒作用：由于饮食纤维在肠道内起渗透压作用，从而对有害物质起到稀释作用，而且可以和致癌物质结合，降低结肠癌发病率，另外由于肠蠕动加快，也可减少与有毒物质（包括致癌物质）的接触时间。

⑦增强抗病能力作用：提高吞噬细胞的活动，增强人体免疫功能，有利于防止感染和癌症。

世界卫生组织提出：每人每天应摄入饮食纤维为27～40g。天然的饮食纤维多存在于新鲜蔬菜和水果较多，故对糖尿病患者来说应多吃蔬菜和少量的水果，因为蔬菜、水果中含有丰富的可溶性纤维。含饮食纤维多的青菜有芹菜、白菜、藻类和绿叶菜，蔬菜内含钾，不含钠，对高血压患者有好处。糖尿病患者不宜吃香蕉、甘蔗等单糖多的水果，其他水果均能吃，因水果大多数是碱性，有中和酮体，减轻酸中毒的作用，但应分5～6次食用，而西红柿、黄瓜、猕猴桃是适合糖尿病患者吃的瓜果，可多吃含碘多的海带、紫菜、海蜇等，有人说吃南瓜和山药含糖类均在20％左右，故可以作为主食的一部分食用，但不能过量食用，否则易引起血糖升高。

另外，糖尿病患者还要多喝水，少盐饮食和多种维生素的补充等，更重要的是保证饮食的平衡，谷类、蔬菜、肉类、豆类、油类要多样化。

2. **运动疗法** 运动疗法对糖尿病患者来说是不可缺少的环节，适量而定期的运动能增强体质，改善健康状态，其作用有以下几个方面。

（1）运动增加肌肉对葡萄糖的摄取，故可以降低血糖，防止并发症的发生。

（2）增加胰岛素的敏感性。

（3）运动增加机体对血脂的利用，使三酰甘油、胆固醇有所下降。

（4）减轻体重，增加肌肉强度和耐力：适度的运动如散步、体操、健身操、慢跑、骑自行车等对糖尿病治疗较适合，但 2 型糖尿病血糖在 300mg/dl 以上则不宜运动。运动可导致血液中有过多的乳酸堆积，而且因肝糖原动员过多，利用不良，使血糖进一步上升，脂肪分解亢进，酮体堆积，使病情进一步恶化。

糖尿病患者运动时间应选择在餐后 1 小时进行，因为这时是血糖最高时间。运动后以微出汗，稍感疲乏，食欲和睡眠良好为宜，如头晕，眼花，过度疲乏，5 分钟后脉搏仍不恢复，则为运动过量。60 岁以上的老年糖尿病患者可以缓步走 60～70 步 / 分钟，60 岁以下则适合 120 步 / 分钟。另外也可以自由步，边走边谈，使轻松愉快，精神放松。

3. **心理治疗** 生活或工作中的重大变化，可能造成心理障碍和挫折，可使糖尿病病情加重，血糖大幅度波动、升高，甚至促使体内酮体出现和增高，所以一定要控制着急、生气、发怒、情绪紧张，否则引起机体自主神经功能紊乱，内分泌失调，交感神经高度紧张和兴奋，机体为应付各种刺激，做出反应，在大脑的调控下，肾上腺分泌更多的肾上腺素、儿茶酚胺等激素释放入血液，以满足大脑的调节兴奋和肌肉的能量需要，这些激素还可以抑制胰岛素的分泌，以提高血中葡萄糖的含量来满足机体应急状态的需要。一般人面对该状态，胰岛素会迅速分泌，血糖也就降下来。如糖尿病患者，胰岛分泌相对低下，血糖就会明显升高。

所以，糖尿病患者要养成心情开朗、性情豁达、遇事泰然处之的良好心理状态，如遇到不顺心的事则可以采取转移法、释放法、控制法等缓解或解决。

4. **药物治疗** 如饮食和运动均不能使血糖降到正常时，则可以采用药物治疗，目前常用的降糖药有两类，即双胍类和磺脲类。

（1）双胍类降糖药：主要是减低食欲，减少糖的吸收，比较适合较胖者服用，降糖作用属中等。常用二甲双胍（降糖片）和苯乙双胍（降糖灵）两种，其中二甲双胍的不良反应更小，主要不良反应是易诱发乳酸性酸中毒，偶有消化道反应（如食欲下降、恶心、呕吐、口干、腹胀、腹泻等）症状，故一般饭后服用。

（2）磺酰脲类降糖药：主要作用是刺激胰岛素分泌，降糖作用为中等偏强，此类药物种类很多，有长效、短效者，其中长效的格列本脲（优降糖）作用最强，作用时间长，易引起低血糖，对年老体弱者，肝肾功能不良者不适用。这些人则可以用格列喹酮（糖适平），其作用时间短，只有5%从肾排出，大部分在胆汁排泄，很少出现低血糖反应，这类药的不良反应有恶心、皮疹、白细胞和血小板减少等，宜餐前10～30min服用。

以上药物可以联合使用，以降低血糖，提高疗效。胰岛素注射是最好的治疗，它可以使患者的病情得到最好控制，使糖、蛋白质、脂肪、水、盐和酸碱代谢平衡维持正常，防止或延缓并发症的发生和发展。

（3）胰岛素：1 型糖尿病必须用胰岛素，否则易引起酮症酸中毒，危及生命。

2 型糖尿病主要是控制血糖，如血糖控制好了，可以逐渐减少胰岛素的用量，有的患者甚至可以完全停用胰岛素。

现常用的诺和灵 50R、30R 是预先混合型的生物合成人胰岛素。含 30% 可溶性胰岛素和 70% 低精蛋白锌胰岛素混悬液，与人体产生的胰岛素结构完整一致并具单组分纯度。皮下注射后，30min 开始起作用，药效持续时间为 2～8h，由于血糖波动，剂量应按医师指示调整治疗，笔芯内胰岛素在常温下可使用 1 个月，不用时可放置 2～8℃的冰箱内，避免阳光直射或剧冷剧热。

5. 电位治疗　人在高压交变电场中对身体的影响很复杂，主要是在高压交变电场作用下体内离子或带电质点发生位移和再分配，活跃人体血液中蛋白质和细胞，改善血液循环；另一作用是使空气电离产生负离子，对人体的自主神经系统具有调节作用。

治疗糖尿病的机制首先是在高压交变电场作用下血糖的衍化加速，其次改善了糖尿病患者的微循环而产生治疗作用。

微循环障碍是糖尿病患者的病理改变，也就是糖尿病患者产生严重并发症的基础。

其微循环障碍表现微血管基膜增厚，经测定证实为糖蛋白的堆积，另有微血管内皮增生等病变，常使微血管发生异常扭曲、打结或有微血管瘤形成，致使血管通透性增加，脆性增加，加上血液黏滞度增加，血液纤维蛋白增加，红细胞变形能力差，高脂血症等加重了糖尿病微循环灌注和缺氧，这些将加重组织的损害。

人体置于高压交变电场内引起离子和带电复合物的运动及分配改变，血液 pH 的碱性倾向，中和了由于组织、细胞缺氧性代谢障碍所呈现的血液 pH 的酸性倾向，离子的位移和血清蛋白质组合的改变，可以降低血液黏稠度，抑制血小板和红细胞的聚集，增加红细胞的变形能力，改善机体组织、细胞的缺血、缺氧状态。

张俊杰报道用电位疗法治疗 31 例糖尿病患者，证明它可以降低血糖，由（9.528±0.789）mmol/L（明显高于正常范围）下降为（5.824±0.586）mmol/L（$P < 0.01$），同时，有指、趾、唇、舌局部麻木感的 6 例病人症状明显减轻和消失。

笔者还对 31 例糖尿病患者进行甲皱微循环观察，用"甲皱微循环加权积分法"进行治疗前后观测。本组糖尿病患者微循环障碍最明显的是微循环血流速度减慢和红细胞聚集，积分值最高，其次为乳头变浅，乳头下静脉丛增加，襻顶出血及管襻形态异常等项；2 例病人管襻内出现白色微小血栓，本组患者甲皱微循环的综合积分为 4.694±0.301，属中度异常。

经 1 个疗程的电位治疗以后，糖尿病患者的甲皱微循环获得改善，其中红细胞解聚最明显。本组病人甲皱微循环的红细胞聚集现象积分值最高，为 0.948±0.114；经治疗后降至 0.571±0.095（$P < 0.01$）。其次为管襻内血流速度明显增加，积分值由治疗前的 1.094±0.049 降至 0.810±0.076（$P < 0.05$）。2 例患者管襻内发现的白色微小血栓，治疗后完全消失。本组患者甲皱微循环管襻有一定数目的交叉和畸形，但治疗后管襻的这种形态特点改变不大，仅管径大小有所调整，无统计学意

义，经治疗后，甲皱管襻出血吸收，乳头下静脉丛减少，乳头波纹化亦无统计学意义。

1个疗程的电位治疗后，甲皱微循环的综合积分由 4.697 ± 0.301 下降至 3.142 ± 0.342（$P < 0.001$），已属于轻度异常。表明甲皱微循环明显改善，微循环的血液流态改善最为明显，其次是微循环的形态和襻周状态（表 6-49）。

电位治疗糖尿病，微循环的改善和血糖的下降相一致的。

★ 表 6-49　电位对糖尿病患者甲皱微循环的影响

观察项目	治疗前	治疗后
清晰度	0.042 ± 0.022	0.029 ± 0.021
管襻数	0.090 ± 0.044	0.065 ± 0.042
输入支	0.209 ± 0.043	0.652 ± 0.384
输出支	0.110 ± 0.219	0.077 ± 0.019
襻顶	0.110 ± 0.219	0.087 ± 0.022
管长	0.084 ± 0.042	0.032 ± 0.026
交叉	0.135 ± 0.043	0.135 ± 0.043
畸形	0.219 ± 0.049	0.206 ± 0.049
流速	1.094 ± 0.049	0.810 ± 0.076
血管运动性	0.113 ± 0.025	0.097 ± 0.024
红细胞聚集	0.948 ± 0.114	0.571 ± 0.095
白细胞数	0.013 ± 0.009	0.013 ± 0.009
白色微小血栓	0.161 ± 0.115	0
血色	0.216 ± 0.013	0.184 ± 0.020
周围渗出	0.145 ± 0.107	0.097 ± 0.067
出血	0.307 ± 0.106	0.026 ± 0.026

（续　表）

观察项目	治疗前	治疗后
乳头下神经丛	0.329±0.128	0.239±0.098
乳头	0.313±0.053	0.242±0.046
汗腺导管 $\sum$（A×B）	0.081±0.027	0.061±0.032
总积分	4.719±1.427	3.623±1.099

　　从以上测试结果表明电位疗法确实抑制了微循环内的红细胞聚集，加快了血流速度，消除了微血管内的白色微小血栓，调整了微循环的形态，改善了微血管周围的缺血状态。利用加权积分法测定治疗前后的甲皱微循环表明微循环障碍的程度明显轻于治疗前。这些结果为电位治疗改善微循环的程度提供了强有力的佐证。

　　由于胰腺微循环改善，缺血、缺氧状态缓解，胰腺细胞分泌胰岛素的能力和释放速度增强，靶细胞膜上胰岛素受体的数量和质量增强，胰岛素的外周阻力降低，促进了胰岛素降低血糖的生物效应，这些因素也强化了血糖的降低。

十七、慢性腹泻

　　腹泻是指排便次数明显超过平日习惯的频率，粪质稀薄，每日排粪量超过 200 克，或含未消化食物或脓血。慢性腹泻指病程在 2 个月以上的腹泻或间歇期在 2～4 周的复发性腹泻。

　　【病因】慢性腹泻是多种原因引起的，据国内一组 433 例慢性腹泻病因分析中，肠道感染性疾病占 36.7%，肠道肿瘤 29.6%，原因未明 20.6%，小肠吸收不良 6.4%，非感染性炎症

3.3%。

临床常见的有肠易激综合征（IBS），慢性非特异性溃疡性结肠炎（US）。

【治疗】临床资料，主要针对病因治疗和对症治疗。

1. 药物治疗 常用止泻药（如活性炭、氢氧化铝凝胶、可待因等）解痉镇痛药（阿托品、山莨菪碱），但应避免选择成瘾性药物，而且要明确病因后应用。

2. 电位疗法 上海针灸经络研究所赵琛等报道用针刺结合电位疗法治疗慢性腹泻 44 例，其中 IBS 33 例，US 11 例。

针刺的穴位为足三里、三阴交、下巨虚、阴陵泉，采用平补平泻或用补法，再加上电位治疗，隔日 1 次，12 次为 1 个疗程，共治 2 个疗程。

治疗结果：44 例中治愈 21 例，好转 19 例，无效 4 例，有效率为 90.90%（表 6-50）。

★ 表 6-50　US 组和 IBS 组疗效比较

组别	例数	治愈	好转	无效	有效率（%）
US 组	11	2	6	3	72.73
IBS 组	33	19	13	1	96.97

两组经统计学处理有显著性差异（χ^2=8.587，$P < 0.05$）提示 IBS 组的疗效优于 US 组。

经 Ridit 分析，疗效与病程之间差异有显著性意义（$P < 0.05$），病程越短，疗效越好（表 6-51）。

★ 图 6-51　病程与疗效的关系

病程（年）	例数	治愈	好转	无效
≤ 2	16	7	9	0
≤ 5	15	8	6	1
≤ 10	4	3	0	1
> 10	9	3	4	2

治疗前后症状与体征的比较见表 6-52。

★ 表 6-52　治疗前后症状与体征比较

组别		腹痛	腹泻	腹胀	纳呆	矢气	心悸	乏力	多尿	失眠	注意力涣散
治疗前		44	44	27	18	20	17	31	12	20	20
治疗后	消失	27	21	8	11	4	2	7	0	15	2
	减轻	15	19	16	7	11	12	21	8	2	7
	无变化	2	4	3	0	4	3	3	3	3	11
	加重	0	0	0	0	1	0	0	0	0	0

从上表可以看出，针刺结合电位治疗具有明显疗效的症状集中在腹痛、腹泻、纳呆、失眠等症状。而对注意力涣散、多尿、矢气的改善不甚明显。

【典型病例】蔡某，男，主诉：腹痛、腹泻 3 年余，每日泻 4～7 次，便质溏薄夹有黏液。身疲乏力、食少腹胀、失眠多梦、心悸时作、注意力涣散影响正常工作，经多方调治无效。结肠镜检示：乙状结肠多量黏液，有轻度充血水肿，无溃疡，无息肉。X 线显示肠腔变窄。诊断为肠易激综合征。依上法治疗 1 个疗程后，腹痛明显好转，大便次数减到每日 2～3 次。且每日第 1 次排便均成形，未见黏液，睡眠好转，心悸次数减少，第 2 个疗程后，腹痛未作，大便正常，诸症均除，随访 5 日，未复发。

临床中，针刺穴位选择足三里、三阴交、下巨虚、阴陵泉为主。

足三里：胃经之下合穴，治脾、胃、肾均有效，故名三里，可调节胃肠道功能。

下巨虚：大肠经之下合穴；合治内腑，主调肠胃、利气、清热。

三阴交：为足三阴交会之所，可助运化，疏下焦。

阴陵泉：为脾经合穴；可运中焦，化湿滞。

以上 4 穴，可起到脾胃统治，肝肾兼顾，清利肠腑之功。

治疗机制是在体内产生诱导电流，作用于体液细胞，尤其是对细胞膜的刺激以促进组织的新陈代谢，并通过刺激皮肤表皮的感觉器官，使神经纤维产生动作电位，并传到大脑的丘脑下部和脑下垂体，进而对自主神经进行调节。而对穴区刺激可使穴区周围的磁场加强，提高疗效。

十八、功能性便秘

便秘是一个临床常见的症状，表现为粪便秘干结，排便困难，粪便重量和次数减少，通常以排便频率减少为主，一般为每日排便 1～2 次或 1～2 天 / 次（60%），粪便多为成型或软便，少数健康人排便次数可达 1 日 3 次（30%，或 3 天 1 次 10%），如果每 2～3 天或更长时间排便一次（或每周＜3 次），即为便秘。如果引起便秘没有器质性病变，则称为功能性便秘或称为单纯性便秘、习惯性便秘或特发性便秘等。

【病因】随着社会老龄化现代生活节奏及饮食习惯的改变，便秘成为影响现代人生活质量的重要因素之一，特别是老年人的食量和体力活动明显减少，胃肠道分泌消化液减少，肠管的蠕动能力减弱及腹腔和盆底肌肉乏力，从而导致肛门内外括约肌减弱，胃结肠反射减弱，直肠敏感性下降，使食物在肠内停留过久，水分被过度吸收而引起便秘。

功能性便秘除年龄因素有关以外，还和饮食、精神因素有密切关系，如低渣饮食（食物中增加 30g/d 植物纤维素可明显增加肠蠕动，称纤维素效应）精神心理因素也占主要地位，功能性便秘患者忧郁，焦虑明显增多；功能性便秘患者存在自主神经功能异常（如全胃肠功能障碍，胆囊或胃排空和小肠运转缓慢等）。

【危害】老年人过分用力排便时，可导致冠状动脉和脑血流的改变，由于脑血流量的降低，排便时可发生晕厥，冠状动脉供血不足可发生心绞痛，心肌梗死，高血压患者可引起脑血管意外，还可引起动脉瘤或室壁瘤的破裂，心脏附壁血栓脱落，心律失常，甚至发生猝死，还可以加重痔，引起肛裂、粪便嵌塞后还会引起肠梗阻、结肠自发性穿孔或乙状结肠扭转一系列疾病，所以千万不能小觑功能性便秘。特别是有的便秘患者滥用泻剂而引起泻剂性肠病和结肠黑变病，结肠黑变病与结肠癌有密切关系。

【治疗】功能性便秘，应当采取综合治疗、整体治疗，根本的治疗在于去除病因，应建立合理的饮食和生活习惯，如多吃含纤维素多的蔬菜和水果，适当吃一些粗粮，油脂类食物、凉开水和蜂蜜均有利于便秘的预防和治疗。

第 6 章
电位疗法调治常见病

生活上劳逸结合，适当运动，特别是腹肌锻炼，更有利于胃肠蠕动，养成定时排便的习惯，不长期乱服泻药。

临床治疗广泛采用常规导泻剂，虽然有效，但长期应用有不同程度的不良反应，如干扰肠道正常活动和吸收，降低肠壁感受细胞的应激性等，还会造成病人对药物的依赖性便秘与用药的恶性循环，而电位治疗则可以避免以上弊端，突破了以泻治秘的常规疗法，取得满意的效果，在总便次数、软便次数的增加及无便日、硬便次数、排便时间减少的五项指标上，无论是治疗期还是停疗期均较常规导泻法有显著性差异（$P < 0.01$），见表 6-53。

★ 表 6-53　两组患者临床疗效统计（例 %）

组别	例数	显效	有效	总有效率 %
综合组	30	17（56.7%）	11（36.7%）	92.5
药物组	30	10（33.3%）	12（26.7%）	73.3

$\chi^2 = 4.32$；$P < 0.05$

西沙必利是促进肠动力较理想的药物，但价格及不良反应使该药使用和效果受到一定限制，电位治疗是近年来颇受患者推崇的一种治疗功能性便秘的方法。

广西南宁明园饭店罗珺报道用电位治疗仪治疗功能性便秘 49 例，取得满意的效果。

笔者采用自身前后对照法观察。即同一患者以前后不同的治疗方法划分为对照组和治疗组。对照组用常规导泻法，如牛黄解毒片、番泻叶、果导、比沙可啶（便塞停）、中草药、开塞露等。而治疗组则采用电位治疗仪进行治疗。

患者分对照期、治疗期、停疗期三个阶段对比，每个阶

187

段观察 10 天，三个阶段互相连接，共 30 天。对照组沿用常规导泻法，治疗期以电位治疗，停疗期不用任何通便方法和药物。两组比较，对照组显效 27 例，有效 16 例，无效 6 例，总有效率 87.76%，治疗组则分别为 39 例、7 例、3 例，总有效率 93.88%，经统计学处理，两组疗效有显著性差异（χ^2=6.7，0.01 < P < 0.05）。

笔者对五项指标对比，五项指标分对照期与治疗期，治疗期与停疗期，对照期与停疗期进行对比，结果见下表，经统计学处理，对照期与治疗期五项指标均有非常显著性差异（P < 0.01），说明治疗期疗效优于对照组；对照组与停疗期五项指标均有非常显著性差异（P < 0.01），治疗期与停疗期五项指标均无显著性差异（P > 0.05），这两种情况均说明即使停止治疗，也可保持较好的效果（表 6-54）。

★ 表 6-54　观察指标的自身对比

项目	对照组	治疗组	停疗期
总便次数	4.50±2.92	8.63±4.2	8.00±3.88
无便日	5.5±2.92	2.44±2.62	2.75±2.87
硬便次数	3.00±3.78	1.19±1.25	0.93±1.26
软便次数	1.5±1.86	7.44±4.62	7.06±4.51
排便时间（分／次）	15.31±1.86	7.25±6.43	10.06±8.41

随访：对显效的 20 例患者进行随访 6 个月以上，有 17 例无复发，大便通畅。

笔者认为电位疗法治疗功能性便秘稳定安全，无痛苦操作简便，病人易于接受，且停止治疗期间仍能维持满意的效果，在临床上有一定的应用价值。

成都市第二人民医院罗伦等也报道用电位疗法治疗 30 例功能性便秘，其中显效 20 例，有效 8 例，无效 2 例，显效率 67%，有效率 27%，总有效率 94%。

十九、软组织损伤

软组织损伤是外界刺激作用于人体组织或器官，引起该组织或器官解剖形态和生理功能的改变。临床上常以皮肤黏膜有无破损分为开放性损伤或闭合性损伤、刺伤、贯通伤、撕裂伤、烧伤等。闭合性损伤包括挫伤、捩伤、肌肉拉伤等。根据损伤时间又可分为急性损伤和慢性损伤。

扭、挫伤多发生于手指、膝及踝关节等处，肌肉、肌腱或韧带发生撕裂、血肿，轻度者局部水肿。检查时局部有肿胀、压痛，关节活动受限。

1. 一般治疗　早期可用冷敷，有明显的镇痛消炎、消肿作用。每次 30min。当外伤 3 天出血停止后可采用蜡疗、红外线、中药包进行热敷治疗。

2. 电位治疗软组织损伤　长谷川义博等试验用电位治疗软组织扭挫伤的患者时（表 6-55），发现试验组人体皮肤表面血管扩张，温度显著上升，组织营养改善，新陈代谢提高，证明电位治疗可以改善人体表面血液循环。进行局部治疗的电子笔采用放电治疗时，可以引起肌肉收缩，从而改善局部血液循环，达到消肿、镇痛、改善代谢的作用。

★ 表 6-55　电位治疗软组织扭挫伤 252 例疗效

	例数	痊愈	好转	治愈率（%）
踝关节扭挫伤	75	75	0	100
急性腰扭伤	72	72	0	100
肩关节扭挫伤	64	43	21	67.2
腕关节挫伤	23	20	3	98
落枕	18	18	0	100
合计	252	228	24	90.5

治疗时，将电子笔对准疼痛和压痛部位，不接触皮肤，每穴点刺 10～15s，每日 1 次，每次 20～30min，10～15 次为 1 个疗程。

上海市中冶医院和第二军医大学附属长海医院郭伟霞、杨红等报道用电位治疗各种原因所致慢性软组织疼痛患者 96 例病种均以颈、肩臂痛、腰腿痛、关节痛为主，随机分为两组，观察组 52 例。对照组 44 例。电位治疗对全身和局部两种治疗法同时应用。全身治疗时 4 例，每天 1 次，每次 20min，局部治疗则用电子笔进行治疗，每次在疼痛部位选 1～4 个穴位，每个穴位点刺 1～3 分钟，此治疗结束加用热疗，每天 1 次，10 次为 1 个疗程，而对照组则用低周波加热疗，每天 1 次，10 次为 1 个疗程。两组均治疗 2 个疗程。均采用 VAS 评分，治疗前 VAS 评分为（8.0±0.4）分。

结果：疼痛下降 58%～100%，疼痛基本消失，无功能障碍为痊愈，观察组 5 例，对照组 1 例；疼痛下降 51%～80%，疼痛明显好转、关节活动障碍明显改善，观察组 12 例，对照组 5 例；疼痛下降 21%～50%，疼痛好转、关节活动有所改善，观察组 16 例，对照组 17 例；疼痛下降 20% 以下，症状体征无改善，观察组 19 例，对照组 21 例，说明电位治疗疼痛比中低频电疗止痛迅速显著、缓解严重顽固性疼痛效果更确切。

嘉兴市第二医院顾敏观察电位疗法对慢性颈、腰、腿痛治疗 45 例患者，对照组 45 例用常规物理因子治疗，两组均为采用简式 McGiLL 疼痛向卷（MPQ）等评定疗效。治疗结果，电位治愈率达 71.1%，明显高于对照组 40%（$P < 0.01$）。这些颈、腰、腿痛的患者包括颈椎病 49 例，肩周炎 13 例，网球肘 11 例，腰椎间盘突出症 8 例，膝关节炎 9 例。

MPQ 评测包括感觉类（S）情感类（A）及疼痛总分（T）目测类比量类（VAS）和现有疼痛强度（PP）（表 6-56）。

★ 表 6-56　二组治疗前后 MPQ 各分级指数评分比较（$\bar{x} \pm s$）

项目	电疗组		对照组	
	治疗前	治疗后	治疗前	治疗后
S	7.11±4.22	2.73±7.74[①]	8.13±4.5	4.8±4.6[①]
A	3.87±2.47	1.73±2.15[①③]	4.07±2.89	3.87±3.81
T	11.0±5.53	4.47±4.39[①③]	12.2±6.89	8.67±8.1[②]
VAS	63.8±18.44	24.07±13.09[①④]	63.8±18.44	38.33±23.09[①]
PP	2.73±1.16	1.27±0.88[①]	2.53±1.13	1.8±1.08

注：与治疗前比较①$P < 0.01$；②$P < 0.05$；与对照组比较；③$P < 0.01$；④$P < 0.05$

3 个月后随访，电疗组治愈 32 例，显效 12 例，无效 1 例，治愈率 71.1% 对照组治愈 18 例，显效 20 例，无效 7 例，治愈率 40%。

二十、颈椎病

颈椎病是颈椎椎间盘变性引起的一种退行性关节病。多因颈、胸神经根受压，表现为向下放射到臂部的感觉异常。老年期的椎间盘，其髓核几乎变为胶原样结构，椎间盘的弹性减退不能吸收震荡，而且椎间隙变狭窄，如果随着年龄增长发生退行性变化属于生理性改变，但如果超过生理范围则成为病理性变化。

【临床类型】颈椎间盘变性后，出现椎骨间不稳，容易发生颈部劳损症状，称为劳损性颈椎病。邻近神经受累时称为神经根型颈椎病；脊髓受累时，称为脊髓型颈椎病；椎动脉受累引起椎基底动脉供血不全时，称为椎动脉型颈椎病；以交感神经功能紊乱为主要症状者，称为交感型颈椎病。

1. 神经根型颈椎病　因椎间盘突出或骨刺形成，颈神经根受压出现颈肩痛综合征。发病率最高，占全部颈椎病的 60% 以上。以颈 $_{5\sim6}$ 及颈 $_{6\sim7}$ 间最为多见。

患者疼痛部位在颈后，疼痛可以放射到枕部、前额部、肩胛部和一侧上肢，有时上肢感觉异常，有无力感以及动作笨拙；颈部活动受限，颈部活动或咳嗽、打喷嚏时症状加重。急性发病时疼痛较剧烈，沿受累神经根走行，呈烧灼样、刀刺样、触电样或针刺样疼痛，颈部呈不同程度的僵硬，有肌紧张，甚至呈痛性斜颈畸形。下部颈椎棘突和棘突旁以及颈部侧方椎间孔部位有压痛，并有放射痛。因受累神经不同，临床症状和体征各异。①颈 $_{4\sim5}$ 椎间盘病变，颈 $_5$ 神经受累，疼痛向肩部→上肢外侧→前臂桡侧→腕放射，有麻木感。②颈 $_{5\sim6}$ 椎间盘病变，颈 $_6$ 神经根受累，疼痛向肩部→上臂外侧→前臂桡侧→拇指和示指（食指）放射，有麻木感。③颈$_{6\sim7}$椎间盘病变，颈$_7$神经根受累，疼痛向肩→上臂外侧→前臂放射到示指、中指和环指（无名指），有麻木感。④颈$_7$胸椎间盘病变，颈$_8$神经根受累，麻痛沿上臂内侧放射到环指和小指。

X线片可见颈椎生理弯曲变小，椎间盘边缘部骨质增生，椎间隙变窄，项韧带钙化，椎体有前后移动。

2. **脊髓型颈椎病**　突出物压迫脊髓所引起的四肢不同程度的以瘫痪为特征的综合征，占全部颈椎病的10%～15%。症状繁多，既有脊髓受累症状，也有神经根受累症状。急性发病多因轻微外伤而放射至四肢瘫痪或一侧上下肢偏瘫。一般发病缓慢，先出现上肢症状，如无力、麻木，以后出现下肢症状，躯干部常有紧束感，严重者上下肢痉挛，卧床不起，大小便困难，手、足出现病理性反射。

3. **椎动脉性颈椎病**　因椎基底动脉供血障碍所引起，椎间盘变性后，椎动脉可受到骨刺的挤压、扭曲或痉挛，并出现供血不足的症状，常见发作性眩晕、复视、恶心、呕吐、耳鸣、眼球震颤，下肢突然无力而猝倒，有时肢体麻木，出现一过性瘫痪和发作性昏迷。

4. **交感神经型颈椎病**　以交感神经功能紊乱症状为特征，表现多为主观症状、体征很少，如偏头痛、视物模糊、畏光、耳鸣、耳聋、易出汗、肢体发麻、心律失常、瞳孔缩小、眼睑下垂等。

【治疗】

1. **一般治疗**　适当限制颈部活动，使颈部休息，多数症状能减轻。疼痛轻者用软围领，疼痛剧烈者需用颈支架来保护。颌枕带间断颈牵引，能消除肌紧张，解除神经受压，缓解疼痛，但有时牵引反而使症状加重，这时可配合外科治疗，使症状减轻、消退。配合肌肉锻炼可以防止肌肉萎缩，增强肌力，按摩也可以取得好的效果。针灸，药物，封闭治疗均有一定效果。非手术治疗无效者，可行手术治疗。

2. **电位治疗颈椎病**　吉林大学第一医院任丽娟等利用氙光低周波、高压电子笔、牵引联合治疗神经根型颈椎病，将270例患者分为3组。治疗组（1）90例采用颈椎牵引加上氙光低周波治疗；治疗组（2）90例，采用颈椎牵引加上氙光低周波治疗加上电位电子笔治疗，电压为3000V，治疗15min刺激受压神经根部、大椎、肩井、天髎、肩前、肩后、肩贞、巨骨、肩髃、外关、合谷等穴位和足穴，每个穴位点刺30～60s。对照组90例采用颈椎牵引加上微波治疗。

以上治疗每天1次，每个疗程为15次。治疗结果见表6-57。

★ 表6-57　治疗结果比较

分组	总例数	临床治愈	有效	无效	总有效率（%）
治疗组（1）	90	30	45	15	83.3
治疗组（2）	90	45	39	6	93.3
对照组	90	20	43	27	70

治疗组（1）与对照组总有效率比较 $P < 0.05$，治疗组（2）与治疗组（1）总有效率比较 $P < 0.05$

从以上3组治疗比较来看，加电位治疗的效果最佳，主要是因为在电位治疗下，血流速度加快，供血量增加，促进了血液循环，改善细胞营养，加强新陈代谢，增强机体功能，电子笔点刺可引起局部组织、细胞物质运动，使细胞受到细微的按摩，组织界面温度上升，增强生物膜的弥散能力，改善膜电位，增加了离子的通透性，促进炎症吸收和组织修复。此外，还可疏通经络，调畅气血，达到治疗效果。

上海市第一人民医院林玉平等人报道，用电位治疗 32 例颈椎病眩晕和神经衰弱患者，其疗效显著。

32 例均是临床治疗无明显疗效的患者，临床主要表现为头晕、头痛、恶心呕吐，颈部板滞，耳鸣健忘，失眠，多梦，便秘，心悸。其中有 15 例为颈动脉型颈椎病，均经 CT 和 MRI 检查确诊，凡头晕患者治疗前后均做脑血流图（TCD）或局部脑血流量检测（R-CBF）。

电位全身治疗每次 15～30min，个别 60min，而电子笔穴位点刺治疗每次 1～2min，每日 1 次，10 天为 1 个疗程。连续治疗 2～6 个疗程。

治疗结果：32 例中显效 11 例，好转 16 例，无效 5 例，显效率为 34%，有效率为 84%。32 例中进行 TCD 和 RCBF 检查，测定颈总动脉每搏量（Sr）、每分搏出量（CO）及双侧颈总动脉血流量，治疗后其血流量均有显效增加，$P < 0.01$（表 6-58）。

★ 表 6-58　治疗前后颈总动脉血流量变化

	项目	治疗前	治疗后
左颈总动脉	Sr ml/s	6.3±3.0	11.5±5.2
	CO ml/min	451±178	815±396
右颈总动脉	Sr ml/s	5.8±0.7	11.1±5.4
	CO ml/min	458±215	779±313
双侧颈总动脉	CO ml/min	907±332	1 608±682

西安市中心医院曹秦宁等报道用电位疗法治疗 80 例颈椎病，另外 80 例做对照组用直流电导入配合牵引治疗（表 6-59，表 6-60）。

★ 表6-59　两组患者疗效情况

组别	年龄	痊愈	显效	有效	无效	有效率（%）
治疗组	80	40	20	16	4	95
对照组	80	24	14	18	24	70

注：x^2=17.32　$P < 0.005$

★ 表6-60　两组患者不同类型颈椎病疗效情况

类型	治疗组			对照组		
	痊愈	有效	有效率（%）	痊愈	有效	有效率（%）
神经根型	20	16	100	6	12	56.2
椎动脉型	8	6	87.5	10	4	77.8
交感神经型	10	8	100	0	2	11.1
混合型	6	2	80	4	6	83.3

　　患者治疗时除用坐垫9kV治疗每次30min，点状电子笔用3kV于后溪穴、申脉穴、阳陵泉穴，每次10～15min，每日1次，15～20次为1个疗程，连续治疗2个疗程。

　　从结果看出直流电导入比电位治疗颈椎病效果差。广州军区广州总医院陈耀平等报道用电位加手法治疗107例患者，因颈椎病引起的眩晕，结果显效98例（91.6%），有效7例（6.5%），无效2例（1.9%）提示电位治疗结合手法牵引复位是一种理想治疗颈椎性眩晕的方法。

　　患者采用的手法是推拿手法，牵拉摇正复位法和颈椎悬吊复位法，然后采用电位疗法治疗进行全身治疗，配合电位电子笔对风府、风池、大椎、天柱、肩井、肩中俞、巨骨、肩髃、曲池、合谷等处点刺治疗，如为根部疼痛，加用夹脊穴，每次选3～5个穴位，每次30min，1次/日，10次为1个疗程，一般为 1～2 个疗程。

二十一、骨折

电位治疗可使骨折愈合周期缩短，故临床也用之治疗骨折。

Takeshi 用电位疗法对家兔桡骨骨折后骨膜和周围软组织的反应观察发现，实验组骨痂形成比对照组范围大而且多，实验组骨折后骨膜外微血管生成，骨皮质表面有许多小血管进入，新生成微血管的变硬比对照组慢。实验组骨折后淤血的吸收、吞噬、软组织修复、增生均较对照组快。综上所述，电位疗法对骨折后骨痂形成的促进作用是显而易见的，为今后临床应用提供了实验依据。

经北京中日友好医院等 17 家医院的 458 例临床应表明，电位治疗能缩短骨伤愈合期 1/3～1/2，治疗陈旧性骨折骨不连等均有良好的效果。

另外，用长期带电的介质（如驻极体）做成的骨愈膜，对新生骨折应用，其电场能阻止血栓形成，加速断骨的愈合和皮肤的生长。可使新生骨折缩短愈合的时间。

电刺激对细胞微环境的作用是降低局部组织的氧张力和提高其 pH，两者均有利于骨生成。

生物组织受伤后，它和正常组织之间有明显的电位差，用负电极置于创伤部位，有助于创伤的愈合。故保持适当的电荷作用于软组织损伤和骨折，均可以使膜电位改变，促进损伤修复。

二十二、带状疱疹

带状疱疹是常见的皮肤病之一，以老年人患者居多。带状疱疹是由潜伏于脊髓后根神经节的水痘-带状疱疹病毒引起，该病毒在一定条件下生长、繁殖、使受累神经发炎、坏死而出现神经痛，同时病毒沿周围神经纤维移至皮肤出现水疱疹，病程一般 2～3 周。

带状疱疹后遗神经痛是严重并发症，部分患者出现后遗神经痛，严重者疼痛可持续1～2年，消炎镇痛药的效果并不理想。

电位治疗合并紫外线治疗带状疱疹及其后遗症疗效显著（表6-61），吉林省人民医院于秀杰报道用电位疗法治疗18例带状疱疹患者，均比对照组有明显改善（对照组为电场＋光热复合仪）。

★ 表6-61　两组带状疱疹患者各项指标比较

组别	止疱时间（d）	镇痛时间（d）	皮疹愈合时间（d）
试验一组	2.6±0.9	3.3±0.7	6.2±1.6
对照一组	4.8±0.6	6.9±0.6	10.2±0.3

注：与对照组比较 $P < 0.01$

二十三、银屑病

银屑病是一种常见的复发性炎症性皮肤病，其特点是皮肤出现大小不等、境界清楚的红斑鳞屑性斑片，上覆大量干燥的银白色鳞屑，故叫银屑病，俗称"牛皮癣"。有的患者可伴有关节病变，本病发病率占一般人群的 0.2%～0.3%，病程长，可达数十年，多难以治愈，消退后易再发，有的甚至终身不愈。

【病因】原因不清，可能与下列因素有关。①遗传因素：一般认为是常染色体显性遗传。我国银屑病患者有家族发病史的约占30%。②感染因素：有学者认为与病毒感染有关，链球菌感染可能是本病的诱发因素，而且急性点滴状银屑病发病前常有上呼吸道感染史。③代谢障碍。④免疫功能紊乱：有的患者细胞免疫功能下降，有的血清 IgG、IgE、IgA 增高。⑤精神因素：精神紧张，过度疲劳均可诱发本病加重。⑥其他，多数患者冬季复发，夏季缓解，有的女性月经期加重，妊娠期皮疹消退，分娩后复发。

【临床分型和临床表现】

1. **寻常性银屑病**　最多见，损害可发生于全身各处。但以头皮、腰骶部、肘膝及四肢伸侧多见，常对称分布，指（趾）甲和黏膜也常受累。一般起病急，损伤为粟粒大至绿豆大的红色丘疹，以后逐渐扩大或融合成斑块，境界清楚，浸润明显，表面有多层云状银白色鳞屑，轻刮鳞屑可露出一层浅红色半透明的薄膜，刮去薄膜，可见点状出血现象（奥斯皮茨征）为本病型的特征。鳞屑在头部，使毛发成束状，痂屑增厚如头盔。本病冬季复发加重，可以分为三期，即进行期、静止期和退行期。皮损消退以后可见色素减退或色素沉着。

2. **脓疱型银屑病**　少见，一般分为泛发性和局限性。①泛发性脓疱型银屑病：多急性发病，很快泛发全身，伴有高热，全身不适，白细胞增高等。损害在红斑基础上出现密集、针头大小至粟粒大小浅在的无菌性小脓疱，2～3 周后自然缓解，脓疱干燥，结痂，脱屑，但常有复发。②局限性脓疱型银屑病：主要是掌跖脓疱型银屑病，常发生于掌心、足跟侧缘小的深在性脓疱，吸收后可见褐色斑。

3. **关节型银屑病**　不多见，即银屑病伴有与类风湿关节炎相似的关节症状，多发生在银屑病之后，以手指、足趾末端关节多见，红肿，疼痛，日久也可变畸形，强直。

4. 红皮病型银屑病　又称银屑病性剥脱性皮炎，多因急性期外用刺激性药物引起，也因长期服用皮质类固醇激素突然停药而导致复发。

【治疗】

1. 一般治疗　尚无特效疗法。治疗能使皮损消退，不能防止复发。平日注意不要过度疲劳和精神紧张，预防上呼吸道感染等。

（1）局部治疗：煤焦油软膏、白降汞软膏、肤疾宁和皮质类固醇激素霜或软膏及含皮质类固醇的硬膏也可常用。

（2）全身治疗：口服维生素 A，肌内注射维生素 B_{12} 等。

（3）物理治疗：矿泉浴，中波紫外线（UVB）照射，光化学疗法，即口服或外用甲氧沙林后再用长波紫外线照射。

2. 电位治疗　在银屑病的静止期，进行电位治疗起效快，长期使用也无不良反应。

空军总医院庞晓文等人报道，局部用电位治疗 27 例静止期斑块型银屑病患者，左侧皮损用电位电子笔，右侧皮损用皮质类固醇治疗，用电位电子笔 2～3 天斑块皮损迅速均匀变平、变硬，而外用皮质类固醇治疗，需用 4～5 天皮损斑块变平，但不均匀，呈点状或圈状消退，皮损组织较软。

两组局部疗法（电位治疗和激素治疗）临床疗效在统计学上无显著差别，但用激素疗法 27 例银屑病患者有 5 例有局部毛囊炎，12 例色素减退，而在电位治疗患者中仅有色素沉着。

从以上结果看，电位治疗相较于激素治疗具有起效快、无不良反应的优点。

二十四、风湿病

风湿病所涉及的范围很广泛，包括结缔组织病、脊柱关节病、退行性或代谢性骨关节病和感染性关节炎等。其临床症状因病损部位不同而不同，最常见的引起风湿性关节疼痛、肿胀、僵硬等症状。风湿病在中医则属于"痹证"范畴，长期以来，临床用的多种理疗仪器，多为缓解局部疼痛，但无全身调节作用，特别是近年来发现风湿病和免疫有密切关系，河南中医院张云彬治疗前测定的红细胞沉降率，IgG、IgA、IgM 等项指标均高于正常值，所以，也证实了免疫和风湿病的关系。

河南省中医院张云彬报道用电位治疗仪对 30 例风湿病患者治疗，其中包括退行性骨关节病、颈椎病、类风湿关节炎、腰椎间盘突出症、肩周炎、骨坏死、强直性脊柱炎等。而 10 例则用中频电治疗作为对照。结果在症状的改善上，与对照组无明显差异，但对改善失眠、便秘、乏力则比对照组有较好的效果，特别是在用电位治疗后的风湿病患者，其红细胞沉降率、IgG、IgA、IgM 等项指标均有显著下降，与对照组比较有显著差别，$P < 0.05$，说明对免疫功能有调节作用，具有一定的全身调节作用。对于多关节病变，如类风湿关节炎、强直性脊柱炎均有良好效果（表 6-62，表 6-63）。

★ 表 6-62　观察组与对照组疗效比较（例）

组　别	例数	显著改善（%）	改善（%）	无效（%）	总有效率（%）
观察组（电位）	30	7（23.3%）	21（70%）	2（6.7%）	93.3%
对照组（中频）	10	2（20%）	7（70%）	1（10%）	90%

两组比较无显著差异性（$u=0.2688$，$P > 0.05$）

★ 表6-63　观察组与对照组症状改善天数比较（$\bar{x} \pm s$）

组别	例数	肿胀	疼痛	失眠	便秘	乏力
观察组	30	24.47±6.5	23.22±5.1	11.76±3.3	13.41±3.6	16.32±4.5
对照组	10	28.41±8.3	25.38±7.8			

两组比较，在肿胀和疼痛方面无显著差异（$P > 0.05$）但在失眠、便秘和乏力等症状，观察组有疗效而对照组则无疗效。

表6-64显示，观察组在治疗前ESR、IgG、IgA、IgM等项指标均高于正常组，而治疗后，上述几项指标显著下降，治疗前后比较，$P < 0.05$。

★ 表6-64　治疗前后红细胞沉降率，血清免疫球蛋的变化（$\bar{x} \pm s$）

指标	治疗前	治疗后	t	P
ESR	31.22±6.1	25.38±7.8	3.230	< 0.05
IgG（mg/dl）	1387.42±247.1	1031.25±136.5	6.911	< 0.05
IgA（mg/dl）	273.5±76.3	203.3±57.2	4.032	< 0.05
IgM（mg/dl）	179.4±67.8	121.5±54.1	3.656	< 0.05

二十五、腰椎间盘突出症

由损伤及退变引起的一种椎间盘病变，当椎间盘的纤维环破裂，中央部的髓核组织经裂隙挤出，连同后纵韧带一并向后侧方或后方突出，压迫邻近的神经根，引起周围组织的无菌性炎症，表现为腰痛及坐骨神经痛。此症可发生于脊柱的任何节段，多见于下腰段（腰$_{4\sim5}$及腰$_5$骶$_1$，占90%以上），其次为下颈段（颈$_{4\sim5}$、颈$_{6\sim7}$，占1%～2%），亦可以发生于胸段，但较罕见。

【椎间盘的结构与功能】椎间盘位于两个椎体之间。从颈椎到骶椎，共有 23 个椎间盘，椎间盘由两部分组成，周围是纤维环，中央部为髓核，其上下由椎体软骨覆盖，髓核是脊索的残余。含有大量水分，占 80%，髓核成球状，髓核的形状可变，在椎体间起到弹力垫和滚珠的作用。

椎间盘的功能不仅能牢固地连接椎体，保持椎间高度，更重要的是既能负重，又有利于活动，且可吸收振荡，减缓冲击，如跳跃时椎间盘可减少因此而引起的脑振动。

当椎间盘退变后，似充气不足的轮胎一样，不能保持原有功能，负重和吸收震荡的能力均减弱，椎间活动由滚动变为滑动，椎间高度亦难以保持，导致椎间不稳。纤维环破裂多发生在后纵韧带两侧神经根进入椎间孔处，神经根可能遭受突出物压迫。

【病因】椎间盘突出由损伤和退变两种因素造成的，椎间盘缺乏血液循环，修复能力极弱，但所能承受应力极大，若纤维环退变严重，弹性减弱，则较小的应力亦可导致断裂，髓核由裂隙中挤出。

【临床表现】颈椎间盘突出，可压迫颈神经根，引起颈神经功能障碍及颈臂放射性痛；发生在胸椎，则可压迫脊髓，引起截瘫；发生在下腰段，则压迫腰骶神经根或马尾，引起腰痛和坐骨神经痛及节段性神经障碍，影响行动。腰椎间盘突出症一般只有一个突出物，挤压一根神经，腰 4~5 椎间盘突出挤压第 5 腰神经，腰 5 骶 1 椎间盘突出挤压第 1 骶神经，压迫致出现数周至数月的腰痛后，出现一侧下肢坐骨神经区域放射性疼痛，从臀部开始，扩展到大腿后侧，小腿外侧乃至足背外侧、足跟、足底，腰部活动受限，腰椎侧弯向患侧，马尾受累后，还会出现排尿障碍和性功能障碍。

【治疗】

1. **一般治疗** 解除压迫，促进炎症消退。即使压迫未全部解除，只要炎症消退，坐骨神经症状亦可消除，获得痊愈。

2. **非手术治疗** 绝对卧床休息3周，可进行经腰或骶管硬膜外注射法、推拿手法及牵引疗法。

3. **手术治疗** 非手术疗法无效时，可考虑手术治疗。适合于初次犯病、非手术治疗无效者及屡次发作、症状较重、神经根或马尾障碍明显者。

4. **电位治疗腰椎间盘突出** 当腰椎间盘突出，用腰椎牵引、超短波和中频配合治疗腰椎间盘突出症，是一种有效方法。但治疗后进入恢复期，仍存在臀部和下肢酸痛、麻木、乏力感，且恢复缓慢。这是由于机械性压迫对血液循环的损害，其中静脉最易受损，静脉充血很快导致神经水肿，水肿对神经组织机构和功能的影响远比压迫本身更为严重，持续时间长，而且神经内膜水肿将导致神经组织的纤维化。

电位治疗时的电感应作用，可以改变机体细胞膜电位，在组织内产生微电流，使细胞更具活力，恢复更快。由于电位的极化作用，使偶极子从凌乱的排列变为有序排列，从而产生一系列的生物效应，加上空气离子流和臭氧的作用，对损伤血管恢复和水肿的消退、神经细胞的活化均有良好的治疗效果。

山东省章岩等报道用电位治疗腰椎间盘突出症恢复期患者60例，其中治愈42例（占70%），显效10例（占16.7%），治愈显效率为86.7%，好转7例，无效1例。

二十六、肩关节周围炎

肩关节周围炎是肩关节及周围的滑囊（如肩峰下滑囊）、肌腱（如冈上肌腱、肱二头肌长头肌及其腱鞘）、韧带等组织的变性疾病。特点是肩部自发性疼痛，肩关节的活动范围受限制，是自限性疾病，有自愈倾向，经过数月或 1 年以上的时间可自行恢复。确切病因不清楚。

广义的肩周炎为肩峰下滑囊炎、冈上肌腱病变、肱二头肌长头肌腱炎、喙肱韧带炎、肩锁关节炎、肩部纤维组织炎以及肩关节腔粘连性关节囊炎的总称。

肩周炎又称"冻结肩""凝肩""五十肩""漏肩风"。

【临床症状】

1. 肩部疼痛　疼痛与病情、病程有关，轻者仅在活动时疼痛，重者可有静止痛，疼痛剧烈，夜不能寝，疼痛可向颈、耳、前臂和手放射，但无感觉改变，疼痛性质为钝痛和刀割样痛，压痛点常位于肩峰下滑囊、肱二头肌长头、喙突、冈上肌附着点。

2. 肩关节活动受限　肩关节各方向运动受限，外展、外旋、内旋、后伸、前屈上举受限最为明显，患者常主诉活动困难和疼痛，穿衣服、梳头、摸背、扶公共汽车扶手等都较困难。

3. 肌肉萎缩　病程长时肩关节周围可有肌肉萎缩表现，以三角肌最为明显。

4. X 线检查　无骨质改变，有时可见骨质疏松、肩肱关节间隙变窄及钙化阴影等。

【治疗】

1. 一般治疗

（1）物理治疗：包括超短波、微波、红外线、蜡疗、磁疗等。

（2）按摩：关节松解术和运动疗法（主动和被动）均是有益的治疗方法。

2. 电位治疗肩关节周围炎　由于电位治疗可有效地改善局部血液循环，缓解肌肉痉挛，电位治疗产生的空气负离子又可以大大降低大脑皮质和交感神经的兴奋性，在肩关节的痛点上，如肩峰下滑囊、肱二头肌长头、喙突、冈上肌附着点上用电位电子笔点刺，可引起局部组织、细胞内物质运动，使细胞受到细微按摩，组织界面温度上升，增强了细胞膜的弥漫过程，改善了膜电位，增强了离子胶体的通透性，故具有镇痛作用。

长海医院毕霞报道，用电位治疗 30 例肩关节周围炎患者，取得较好的效果。采用 VAS 评定患者疼痛程度，用 GEPI 评定肩关节功能损伤情况，治疗前后 VAS 值比较相差显著（$P < 0.001$），GEPI 值也明显降低，提示电位治疗肩周炎有显著效果（表 6-65）。

★ 表 6-65　电位治疗肩周炎结果

项　目	治疗前	治疗后
VAS	5.6143 ± 0.4418	3.3571 ± 0.4500
GEPI	0.3493 ± 0.0024	0.1957 ± 0.0029

二十七、颞下颌关节功能紊乱综合征

【病因】颞下颌关节功能紊乱综合征是一种常见病，病因常见于咬肌损伤，如错位咬合，单侧咀嚼，长期咀嚼过硬或粗糙食物所致的闭口肌，翼外肌的损伤和咀嚼肌的痉挛损伤，部分患者还会受到全身疾病的影响，如风湿性关节炎、外伤及关节周围炎症等。

【临床表现】颞下颌关节局部疼痛，弹响及张口受限，严重者进食和说话受影响。

【治疗】大连市中医院王冬梅等人报道用电位疗法治愈48例颞下颌关节功能紊乱综合征取得好的效果，经1～2个疗程治疗，治愈27例（56.25%），显效13例（27.08%），好转6例（12.50%），无效2例（4.17%），总有效率95.83%。

电位治疗可以改变细胞的通透性和离子分布状态，因而能有效改善局部血液循环，缓解肌肉痉挛，还起到镇痛的作用。

二十八、高脂血症

【定义】

1. **什么叫血脂** 血浆中所含脂类统称为血脂。血浆脂类含量虽只占全身脂类总量的极小部分，但外源性和内源性物质均需要血液转运到各组织之间，因此血脂含量可以反映体内脂代谢的情况。食用高脂肪食物后，血浆内脂类含量大幅度上升，这是暂时的，通常在3～6小时或以后渐趋于正常。通常在饭后12～14小时采血检查才能可靠地反映血脂水平的真实情况。由于血浆胆固醇和三酰甘油水平的升高与动脉粥样硬化的发生有关，所以临床上我们重点检查胆固醇和三酰甘油。

在胆固醇中，除了与动脉粥样硬化有密切关系的 LDL 胆固醇以外，还有重要生理作用 HDL 胆固醇，在机体产生重要作用。首先，它是细胞膜主要成分（包括磷脂、糖脂和胆固醇），没有它，细胞就不健康了；脑和神经也需要磷脂和糖脂。另外，HDL 可以转化成为胆汁酸盐，有助于脂肪的消化和吸收；

转化为肾上腺皮质激素，发挥对物质代谢的调节作用，转化为性激素（雌激素和雄激素），发挥其对生育及物质代谢的调节作用。所以脂肪在体内是不可缺少的，如果脂肪吸收过少，可发生营养不良、生长迟缓。如缺少脂肪易导致多种脂溶性维生素（维生素 A、维生素 E、维生素 D、维生素 K 等）缺乏。皮下脂肪还可以保温御寒，所以人体离不开脂肪，一味拒绝摄入脂肪是不对的，但是血脂也不能过高，否则对人身体有害，所以要控制血脂过高。

临床上常做的血脂检查如下。

（1）血浆总胆固醇：理想值为 < 200mg/dl，临界值为 200～239mg/dl，过高值 > 220mg/dl（2.8～5.17mmol/L）。

（2）血浆三酰甘油：理想值为 < 150mg/dl，临界值为 200～239mg/dl，过高值 > 150mg/dl（0.4～1.7mmol/L）。

（3）低密度脂蛋白胆固醇：理想值为 < 120mg/dl，临界值为 121～139mg/dl，过高值 > 140mg/dl（0～3.1mmol/L）。

（4）高密度脂蛋白胆固醇：理想值为 > 50mg/dl，临界值为 35～50mg/dl，危险值 < 35mg/dl（男，0.96～1.15mmol/L；女，0.90～1.55mmol/L）。

肥胖病人的血脂明显高于正常值，大于非肥胖人 1 倍以上，说明肥胖人动脉硬化、冠心病、脑血栓、高血压、高脂血症发病率均高。

医学证明，脂肪摄入过量可引起代谢紊乱，微循环失调，血液中过多的胆固醇沉积在血管壁上，形成动脉硬化斑块，使动脉管腔狭窄或完全闭塞，导致心、脑、肺以及下肢等部位缺血、缺氧、坏死，从而导致冠心病、脑卒中及下肢栓塞、肺栓塞等。

据临床统计，有以上 4 种血脂异常的患者，90% 有高脂血症、高黏血症。

2. 什么叫高脂血症 高脂血症是指血脂代谢紊乱、脂肪代谢或转运异常，包括血浆总胆固醇和（或）三酰甘油水平过高，或血浆中高密度脂蛋白胆固醇水平过低。TC、TG 同时或单独高于正常值均为高脂血症。高 TC 血症和高 TG 均属于高脂血症，表现为单独高 TC 血症或单纯高 TG 血症，也可表现为高 TC 合并高 TG 混合性高脂血症。我国成年人血脂异常患病率为 18.6%，估计有 1.6 亿人血脂异常，这数字还在逐年增加。

美国从 1948 年历时 47 年，每两年一次对 6500 名体检观察证明：高血脂是冠心病的第一危险因素。

世界卫生组织欧洲降脂试验历时 8 年，试验总人数 10 803 人，观察结果：治疗组（口服降脂胶囊），血脂中胆固醇下降 7%～11%（平均 9%），冠心病发病率下降 6%；10 803 人 7 年随访显示 70%～90% 的动脉硬化消失，防止了动脉硬化，改善了心悸、气短、胸闷、头晕、头胀、四肢麻木等症状，进一步说明血脂升高是罪魁祸首。

赫尔辛基诊所对 23 531 位 40－60 岁患者进行降脂研究观察了 5 年，这 23 531 例病人中血清胆固醇与三酰甘油分别下降 80% 和 35%，冠心病病死率下降了 26%。

值得注意的是，欧美、日本从认识高脂血症的危害以后，采用降脂措施，使因心血管病病死率逐年下降。而我国由于生活水平不断提高，暴饮暴食造成血脂高、代谢紊乱，随之而来冠心病、脑血栓、高血压、糖尿病、痛风、肿瘤等慢性病发病率呈逐年增高趋势，然而人们高脂血症的危害认识不足。

【发病因素】

1. 原发性高脂血症

（1）遗传因素：表现为细胞表面脂蛋白受体缺陷以及细胞内某些酶的缺损，也可以发生在脂蛋白或载脂蛋白的分子上多由基因缺陷引起。不少见于近亲结婚者。

（2）饮食因素：糖类摄入过多，可影响胰岛素分泌，加速极低密度脂蛋白在肝内合成，易引起高三酰甘油血症。胆固醇和动物脂肪摄入过多与高胆固醇血症形成有关。其他膳食成分（如长期摄入过量的蛋白质、脂肪、糖类以及膳食纤维摄入过少）也和本病发生有关。

（3）活动量大小：经流行病研究发现，参加运动和体力劳动者，其血清中胆固醇（TC）和三酰甘油均比从事脑力劳动的人要低，而高密度脂蛋白胆固醇水平要高。故坚持一定强度的运动可以减轻高脂血症，改善血脂结构，提高脂蛋白酶的活性，加速脂质的运转、分解和排泄。

另外，运动还可以调节血糖代谢，改善血小板功能，降低血液黏度等，这些均有利降低血脂，特别是减轻肥胖，降低 TG 水平。以上这些因素均有利于防治高脂血症。

（4）心理因素的影响：情绪激动、精神紧张的人，可增加儿茶酚胺的分泌，使游离脂肪酸增加，TC、TG 水平上升，HDL-C 降低。

（5）吸烟和饮酒过量：可使 LDL-C 增加和 HDL-C 降低。饮酒适量可以升高 HLDL，使 LDL 下降。但大量饮酒可使热量过剩而肥胖，同时乙醇在体内可以转化成乙酸，乙酸使游离脂肪酸氧化减慢，脂肪酸在肝内合成三酰甘油。

（6）绝经后妇女和老年人均易发生血脂代谢异常，使血脂增高。

2. 继发性高脂血症　是指原发疾病所引起的，这些疾病包括糖尿病、肝病、甲状腺疾病、肾病、胰腺疾病、肥胖症、糖原累积病、痛风、艾迪生病、库欣综合征、异型球蛋白血症。

继发性高脂蛋白血症在临床上多见。如不仔细检查，其原发性疾病往往被忽略，从而不能在根本上解决问题。现将常见的高血脂与原发病的关系简述如下。

（1）糖尿病与高脂血症：约有 40% 的糖尿病患者可以继发引起高脂血症。在 1 型糖尿病中，血液中常出现乳糜微粒和极低密度脂蛋白（VLDL）的代谢紊乱，这与病情严重程度有关。严重胰岛素缺乏，尤其是伴酮症酸中毒患者，以上两种脂蛋白均明显增加。以上情况，经胰岛素治疗可以好转。

2 型糖尿病患者中发生脂蛋白异常则更为多见，这可能与肥胖有关。有学者认为 2 型糖尿病、肥胖症、高脂血症、冠心病是中老年人最常见的综合征。在控制体重和限制糖类摄入后，这类患者脂蛋白异常有一定程度的改善。

（2）肝病与高脂蛋白血症现已证明，脂质和脂蛋白等是在肝进行加工、生产、分解、排泄的。一旦有肝病，则脂质和脂蛋白代谢也必然发生紊乱。在中老年脂肪肝患者中可以看到，不同原因引起的脂肪肝均可以引起血脂和极低密度脂蛋白（VLDL）含量增高。但如果肝细胞进一步损害，三酰甘油和 VLDL 反而下降，甚至出现低脂蛋白血症。

（3）肥胖与高脂蛋白血症：肥胖者最常继发引起血三酰甘油含量增高。

现代医学证明：生理和病理（包括滥用药物所致）变化引起的激素（如胰岛素、甲状腺素、肾上腺皮质激素等）的改变以及代谢（尤其是糖代谢）的异常，均可以引起高脂血症。如口服降血压药中的β受体阻断药和利尿药均可以引起胆固醇增加；又如甲状腺功能减退症、肾病综合征患者长期服用激素均会引起高脂血症。

【临床症状】多数患者无任何症状和异常体征；少数患者脂质在真皮下沉积引起黄色瘤，往往在进行血液生化检验测定血胆固醇和三酰甘油时才发现。

【诊断】1976年根据WHO建议将高脂血症分为6型。

1. Ⅰ型高脂蛋白血症：主要是血浆中乳糜微粒浓度增加所致，血脂主要是三酰甘油高，胆固醇水平正常或轻度增加。此型在临床罕见。

2. Ⅱ型高脂蛋白血症：又分为Ⅱa型和Ⅱb型。

（1）Ⅱa型高脂蛋白血症：血浆中LDL水平单纯性增加，测定血脂只有单纯性胆固醇水平升高，而三酰甘油正常，临床常见。

（2）Ⅱb型脂蛋白血症：血浆中VLDL和LDL水平增加，测定血脂见胆固醇和三酰甘油均增加，临床上也常见。

3. Ⅲ型高脂蛋白血症：又称异常β脂蛋白血症，主要是血浆中乳糜微粒和VLDL水平增加，血浆中胆固醇和三酰甘油浓度均明显增加。两者升高程度大致相当，临床少见。

4. Ⅳ型高脂蛋白血症：血中VLDL增加，血浆中三酰甘油明显升高，胆固醇水平可正常或偏高。

5. Ⅴ型高脂蛋白血症：血浆中乳糜微粒和VLDL平均升高，血浆中三酰甘油和胆固醇均升高，以三酰甘油升高为主。

6. 在临床上无论是胆固醇或三酰甘油升高，或两者皆增高，统称为高脂血症。

（1）根据血清总胆固醇、三酰甘油和高密度脂蛋白 - 胆固醇测定结果将高脂血症分为四种类型。

①高胆固醇血症：血清总胆固醇含量增高，超过 5.72mmol/L，而三酰甘油正常（即三酰甘油＜ 1.7 mmol/L）。

②高三酰甘油血症：约占 20% 血清三酰甘油含量增高，超过 1.7 mmol/L，而总胆固醇含量正常（即总胆固醇含量＜ 5.72mmol/L）。

③混合型高脂血症：血清中总胆固醇和三酰甘油含量均增高，即总胆固醇超过 5.72mmol/L，三酰甘油超过 1.7 mmol/L。

④低高密度脂蛋白血症：血清中高密度脂蛋白 - 胆固醇（HDL- 胆固醇）含量降低（即＜ 0.9 mmol/L）。

（2）根据病因，高脂血症又可以分为两类。

①原发性高脂血症：包括家族性高三酰甘油血症，家族性Ⅲ型高脂蛋白血症、家族性高胆固醇血症，家族性脂蛋白酶缺乏症、多脂蛋白型高脂血症、原因不明的原发性高脂蛋白血症；多基因高胆固醇血症；散发性高三酰甘油血症，家族性高 α - 脂蛋白血症。

②继发性高脂血症：包括糖尿病高脂血症，甲状腺功能减退症，急、慢性肾衰竭，肾病综合征，药物性高脂血症。

【危害】对人体来说高脂血症的危险很大。但研究证明血脂过高是加速动脉粥样硬化多个因素中最危险的因素。血脂过高引起的相关动脉粥样硬化导致很多相关疾病的发生。

高脂血症对身体的损害是隐匿、逐渐进行性和全身性的，由于动脉粥样硬化可导致全身的重要器官血管被粥样斑块堵塞，引发脑卒中、冠心病、心肌梗死、肾衰竭等严重疾病。

此外，高脂血症也是促发高血压、糖耐量异常、糖尿病的一个重要危险因素。高脂血症还可以导致脂肪肝、肝硬化、胆石症、胰腺炎、眼底出血、失明、周围血管疾病、跛行等。

有些原发性和家庭性高脂血症患者可以出现腱状、结节状的掌面及眼眶周围黄色瘤等。

【治疗】

1. 生活起居调理

（1）限制高脂肪食品：严格选择含胆固醇低的食品，减少动物性脂肪（如猪油、肥猪肉、黄油、肥羊、肥牛、肥鸭等）的摄入；高胆固醇的食物包括内脏、蛋黄、鱼子、鱿鱼、脑、脊髓；适当减少糖类的摄入，如少吃糖和甜食，特别是主食也要少吃。因为糖也可以转化为三酰甘油，每餐应只吃七八分饱，三餐饭应为均衡些，特别是晚餐，不宜吃得过饱，吃完就睡觉，能量最不易消耗出去，是造成血脂增高的重要一点。

（2）饮食要多样化：包括应该多吃粗粮，如小米、燕麦、豆类等。这些食品中纤维等含量高，具有降血脂的作用。蔬菜中含纤维素、无机盐和维生素较多，能降低三酰甘油，促进胆固醇的排泄。多吃蔬菜，特别是长纤维的菜（如芹菜、菠菜、油菜）。另外，病人也应当摄食低胆固醇食物，如瘦肉（鸭、鱼、鸡、猪、牛、羊）等，这些食品每100g食物仅有100mg左右的胆固醇。

（3）多食植物油、不吃动物油：植物油如橄榄油、玉米油、葵花籽油、花生油、豆油、菜籽油等，每天用量也不宜太多，每天20～30g，约为三匙油量。尽量以蒸、煮、凉拌为主，少吃煎炸食品，限制甜食。不能采用饥饿疗法，过度饥饿反而使体内脂肪加速分解，使血脂增高。

（4）运动：足够的活动量对中老年人来说是防治高脂血症、

冠心病的重要因素，但要量力而行、循序渐进、坚持不懈、简便易行为原则。

（5）改变不良生活习惯：如戒烟限酒。烟中有尼古丁，使周围血管收缩和心肌应激性增加，引发血压上升、心绞痛发作。

（6）适当饮茶：茶中含有儿茶酸，可以增加血管柔韧性、弹性和渗透性，预防血管硬化。但喝浓茶会使心率增快，对身体反而不利。

（7）其他：精神过度紧张、过度兴奋可引起血中胆固醇和三酰甘油含量增高。还应注意减肥，中心性肥胖更危险，以腰围为指标，男性＞90cm、女性＞80cm 即诊断中心性肥胖。

2. 解决认识误区

（1）化验单血脂正常就安全：化验单血脂正常值是没有任何并发症的人。但是对于有患高血压、糖尿病、脑梗死者对血脂的正常水平会要求更严，其数值见前。

（2）不吃肥肉，血脂就可正常：我们吃的东西包括糖类、脂肪、蛋白质，这三大营养素是可以互相转化的。即使不吃肥肉，吃粮食（糖类）多了，同样可以转化为三酰甘油，使血脂增高。

（3）吃保健药品如鱼油和卵磷脂等能代替药物：这些保健品对血脂维持平衡有一定好处，但绝对不可代替药物治疗。高脂血症患者必须在医师的指导下，服用降脂药，使血脂保持平衡。

（4）没有症状，就没有高脂血症：大多数高脂血症患者没有症状，高脂血症对人体的损害是渐进的、隐蔽的，它使动脉粥样硬化，直到出现并发症才出现严重症状。所以，平时应经常检查血脂。如血脂升高（三酰甘油高）应引起足够重视，咨询医师治疗。

（5）高脂血症与肥胖有关：肥胖者常常伴有脂代谢的异常。

身体越胖则血脂可能越高。苹果型（中心性肥胖）比鸭梨型肥胖更易得冠心病和糖尿病，所以肥胖病人一定要减肥。要膳食平衡、适当运动、以维持正常体重标准。

此外，高血压、糖尿病、冠心病、脑卒中等病经常和高脂血症同时相伴而生，所以治疗高脂血症时，同时要注意降压、降糖、降血黏度，以取得更好的治疗效果，防止和减少并发症的发生。

3. 药物治疗　采用饮食疗法（以低脂低糖食物为主）无效时可适当加用一些降脂药物，临床常用主要有两类（他汀类和贝特类）。

（1）以降低血浆胆固醇为主的调脂药物：临床主要的是他汀类（HMG-CoA 还原酶抑制药）。常用的药物有洛伐他汀、辛伐他汀等。

（2）以降低血浆三酰甘油为主的调脂药物：临床常见用的贝特类，如氯贝丁酯、非诺贝特、苯扎贝特等。

值得注意的是他汀类药物和贝特类两种降脂药物不能联合应用，否则易发生横纹肌溶解的严重并发症。

冠心病、糖尿病病人属于高危病人，高血压、肥胖、吸烟和老年人属于中危病人；健康的人则属于低危人群。不同人群调脂治疗的目标是不一样的（表 6-66）。

★ 表 6-66　血低密度脂蛋白胆固醇的标准

人　群	血低密度脂蛋白胆固醇标准
高危病人（冠心病、糖尿病）	2.60mmol/L（100mg/dl）
中危病人（高血压、肥胖、老年人、吸烟）	3.12mmol/L（120mg/dl）
低危人群（身体健康）	3.64mmol/L（140mg/dl）

　　临床用药治疗时千万不能达标以后马上停药，否则很易引起反弹。陈红教授举出一例冠心病患者就是停药后 2 周血脂很快反弹。另外，血脂异常的危害主要看其对血管内皮的影响，血管内皮功能不好则易形成血栓。这位患者治疗前血管内皮功能是 6.5，服药后功能改善，血管内皮功能改善达到 11.3，停药后变得比服药前功能还差，变为 3.3。

　　贝特类（降三酰甘油）服用时间：因为三酰甘油主要是吃进去的，白天吃饭会升高，所以贝特类应白天早餐前 30min 服用；他汀类（降胆固醇）服用时间：因为胆固醇合成是晚上，所以应晚上睡觉前服。

　　他汀类药也不是适合所有人，如活动性肝炎、胆液淤积性肝炎患者不适合服用。

　　另外，也有用烟酸及其衍生物，如烟酸、烟酸肌醇等。还有用抗氧化制剂（如虾青素、辅酶 Q10、花青素、葡萄子、灵芝孢子等），这些抗氧化剂的特点的降低三酰甘油，提高高密度脂蛋白和脂联毒素，防止低密度脂蛋白（LDL）被氧化。其主要成分是植物提取物，没什么不良反应。

　　4. 高脂血症的电场治疗　伊藤不二夫报道对 35 例患有糖尿病、高血压、脑卒中、缺血性心脏病、肥胖、痛风的患者实施电位疗法前后进行血清脂质检测，结果 13 例（37%）患者三酰甘油（TG）下降 20～30mg/dl，在 26 例游离脂肪酸（FFA）呈高值（0.82 ± 0.14mEq/L，$n=26$）的患者中 7 例（26.9%）改善至正常范围（0.51 ± 0.03 mEq/L，$n=7$，$P<0.005$），另外 6 名垂体功能减低中有 4 名 FFA 低值者，经电位治疗，其中 2 例 FFA 转为正常，说明电位治疗具有双向调节的功能。

　　首都医科大学附属安贞医院杨威等使用电位治疗仪对 28 例

脑梗死患者和 2 例椎 - 基底动脉供血不足患者进行治疗，结果显示电位治疗能降低总胆固醇（TC）、三酰甘油（TG）、低密度脂蛋白（LDL-C）和升高高密度脂蛋白（HDL-C），这对防治心脑血管疾病具有重要意义（表 6-67）。

★ 表 6-67　治疗前后脂蛋白的变化（*n*=30）

脂蛋白（mg/dl）	治疗前	治疗后	*P* 值
TG	175.0±98.7	159.8±93.7	＜ 0.01
TC	290.3±71.4	176.7±31.5	＜ 0.01
LDL-C	148.2±27.4	125.2±23.7	＜ 0.01
HDL-C	38.5±9.9	44.2±8.6	＜ 0.01

南方医科大学珠江医院陈银海等报道用电位治疗 52 例脑梗死患者，在进行血脂检查，治疗前后均有明显的改善（表 6-68）。

下表中除脑梗死患者 52 例外，尚有其他脑血管病患者 3 例。

★ 表 6-68　脂蛋白及亚组分治疗前后的变化（$\bar{x}$ ±s）

脂蛋白及亚组分	治疗前（*n*=55）	治疗后（*n*=55）	*P* 值
TG（mmol/L）	2.37±1.24	1.69±0.91	＜ 0.001
TC（mmol/L）	5.31±1.30	4.66±1.04	＜ 0.001
LDL-C（mmol/L）	3.76±0.98	3.11±0.88	＜ 0.001
HDL-C（mmol/L）	1.09±0.26	1.43±0.23	＜ 0.001
HDL_2-C（mmol/L）	0.35±0.16	0.49±0.13	＜ 0.001
HDL_3-C（mmol/L）	0.74±0.18	0.94±0.15	＜ 0.001
TC/HDL-C（mmol/L）	4.9±1.5	3.3±1.4	＜ 0.001
LDL-C/HDL-C（mmol/L）	3.4±1.1	2.2±1.2	＜ 0.001
HDL_2-C/HDL_3-C（mmol/L）	0.47±0.20	0.52±0.18	＜ 0.005

LDL-C 参与动脉粥样硬化的形成，而 HDL-C 有助于抗动脉粥样硬化。电位治疗可以降低 LDL-C，升高 LDL-C，故可以防治心脑血管病。

二十九、高黏血症

【定义】

1. 什么是血黏度　血黏度是血液黏稠度的总称，是反映血液黏滞性指标之一。

（1）影响血黏度的主要因素：有红细胞的聚集性及红细胞的变形性，血细胞比容、大小和形态，血液中的胆固醇、三酰甘油和纤维蛋白原的含量等。

（2）正常血黏度也在不断变化：血液在体内不断流动，流动的速度在不断变化中，如安静时血流速要慢于运动时的速度，天气冷时血流速度要慢于天热时，如血流速度慢到正常速度以下就会使血液黏稠度增高，这样就使机体组织获得的氧和营养物质相对减少，更为严重的由于血液黏稠度增高导致红细胞凝集增高，形成血栓，使血管狭窄、堵塞，而诱发心脑血管病。

（3）影响血液黏稠度的因素：①水是血液黏稠度的即刻因素，血中主要是由 90% 以上的水分组织，大量出汗、腹泻等原因使体内水分流失，使水容量下降，这样血液中的有形成分（如红细胞等）相对增多，血液黏稠度增高。②有形成分是血黏度的基础，如红细胞和蛋白质的含量，如血浆蛋白、球蛋白、纤维蛋白原等，这些大分子蛋白增多时，常与红细胞黏合成网状，增加血液流动的阻力导致血液黏稠度增高。③血红胞的聚集性增高，血液中细胞应当单独执行功能，如果积累在一起，就会阻塞血管，形成血栓，如红细胞或血小板的结构出现异常时就会阻塞血管，使管腔变窄，易于形成血栓。④血细胞的变形能力减弱，人体毛细血管是很细的，最小直径只有 $2\sim3\mu m$，而红细胞直径则有 $8\sim10\mu m$，红细胞只有变形才能穿过毛细血管将氧和营养物质带到细胞和组织内。当红细胞变形能力弱时，则不能通过小血管，影响血流速度，使血黏稠度增高。⑤血脂异常，血中脂肪增高本身就可以使血液黏稠度高，特别是增高的血脂可抑制纤维蛋白溶解，使血液稠度更高。

2. 什么是高黏血症　高黏血症是以血液黏稠度增高为主要表现的病理综合征，血液黏稠度增高以后，血流阻力加大，血液流动缓慢致组织血液灌注显著减少，而使心脑血管缺血、缺氧的表现，如出现胸闷、胸痛、头痛、眩晕、耳鸣、视力障碍、四肢麻木、肿胀等，严重者引起心脑血管病。大家都知道血脂高、血压高、血糖高、血黏度高，这"四高"是心血管病的元凶，而这"四高"之中，高血黏是纽带，它是导致其他"三高"的首恶。

3. 高黏血症的血液流变学检查　为了解血黏度是否增高，需做血液流变学检查，全血黏度是反映血液黏滞程度的重要指标，影响全血黏度主要因素有血细胞比容、红细胞聚集性和变形性及血浆黏度等，根据切变率的不同，一般分为高、中、低切变率，高切变率下的全血黏度反映红细胞的变形性，低切变率下的全血黏度反映红细胞的聚集性。

（1）血液黏度是血液流变的重要参数：在血栓前状态和血栓性疾病的诊断、预防和治疗中起重要作用，血液流变学性质发生异常，可直接影响血流灌注情况发生组织缺血、缺氧、代谢失调，机体功能障碍，从而出现一系列严重后果。

全血黏度升高会导致下列疾病发生。

①循环系统疾病：动脉硬化、高血压、冠心病、心绞痛、心肌梗死、高脂血症、心力衰竭、肺源性心脏病、静脉栓塞等。

②糖尿病。

③脑血管病、脑动脉硬化、脑血栓。

④肿瘤：肝、肺和乳腺肿瘤。

⑤其他：如真性红细胞增多症、多发性骨髓瘤、原发性巨球蛋白血症、休克、烧伤、先兆子痫等。

全血黏度降低。可见各种贫血和大失血等。

（2）血浆黏度：也受纤维蛋白原、球蛋白、白蛋白、脂类、血糖的影响。缺血性心脑血管病、糖尿病发病率增高，血浆黏度也会增高。

（3）红细胞压积：又称血细胞比容、比积，经离心后，被压紧的红细胞层占血液容积的比例。

慢性肺心病和各种原因所致的血液浓缩，如大量呕吐、腹泻、烧伤后创面大量渗出液和真性红细胞增多症等均会造成血细胞比容增高。

血细胞比容降低多见于贫血患者和正常孕妇。

（4）红细胞聚集指数：红细胞互相叠加"缗钱状"，也表示全血黏度增高，常见于微血管障碍性糖尿病、心肌梗死、手术、外伤、烧伤等。

（5）红细胞变形指数：是指红细胞在血液流动中的变形能力，具变形性减低常见于心肌梗死、脑血栓、冠心病、高血压、糖尿病、肺源性心脏病、外周血管病等，高脂血症使红细胞中胆固醇含量升高，膜面积增加，红细胞变成棘状，变形能力下降。

急性心肌梗死患者红细胞变形能力下降，第 1～3 天最明显。在多发性动脉硬化、慢性肾衰竭、高血压、雷诺病和肿瘤均可使红细胞变形能力下降，吸烟也可以使红细胞变形能力下降。

（6）红细胞沉降率：是指红细胞在一定条件下的沉降速度。在结核和风湿活动期的红细胞沉降率增快、心肌梗死、胃癌、盆腔炎性色块、心绞痛、胃溃疡、卵巢囊肿和多发性骨髓瘤红细胞沉降率也加快。

（7）纤维蛋白原（即凝血因子）：其增高是血栓疾病的重要危险因子，它对心脑血管病、糖尿病、肿瘤的诊断、治疗和预后均有重要意义。

另外，还有很多指标，如全血还原黏度、红细胞沉降率方程K值、红细胞刚性指数、红细胞电泳时间等就不一一叙述了。

所以，血液流变学的检查在临床应用越来越广泛，它对疾病的发生和发展、诊断、治疗具有重要意义

【危害】由于血浆黏度、全血黏度、红细胞聚集性、血小板聚集性、血小板黏附性、血液凝固性、血栓形成趋势的增加等。这些因素的异常改变造成血液循环特别是微循环障碍，导致组织细胞缺血、缺氧，而诱发其他疾病的发生。

1. 高黏血症诱使高脂血症　高黏血症患者即使长年不吃肉，其血脂仍可上升，这主要是由于高黏血症引发的内源性高血脂。大量的脂质加快沉积在血管壁上，使血管变狭窄，造成心脑血管供血不足而出现冠心病心绞痛和心肌梗死、脑梗死等。

2. 高黏血症可诱发高血压　高黏血症导致血脂沉积、血管壁增厚、血管弹性降低、动脉硬化，从而使血压上升。降压药只能使血压暂时下降，药力过后，血压又反弹上升。反复用

药，使动脉硬化加重，甚至导致肾病的发生。

3.高黏血症使血糖上升　高黏血症使肾上腺素激增、胰岛素的含量降低，使血糖上升；高黏血症使糖尿病患者的血液瘀滞、供血不足、血管损伤，造成局部缺氧、缺糖，和产生酸中毒，极易使糖尿病患者发生并发症。

【临床症状】由于血液黏稠、血流速减慢、血液中脂质沉积血管内壁，导致血管狭窄、供血不足，因而出现头晕、易疲倦、记忆力减退等。

1.晨起头晕，晚上清醒。

2.午餐后犯困、全身不适。

3.蹲着干活时气短，导致呼吸困难、憋气等症状。

4.出现阵发性视物模糊，这是由于视神经和视网膜发生暂时性缺血造成的。

5.体检验血时血液黏稠度增高。

【治疗】高黏血症的治疗中除去治疗原发病等因素以外，还包括药物治疗和非药物治疗两大类。

1.药物治疗　常用药物稀释疗法，可选用肝素、双嘧达莫（潘生丁）、阿司匹林、强心苷、低分子右旋糖酐、丹参、川芎等使血液稀释、血管扩张、红细胞变形能力增加。近年来用丹参加蝮蛇抗栓酶、红花（番红花、藏红花）、茶色素的临床应用也有很好的疗效。

2.非药物治疗　血液稀释疗法即将血液抽出，分离红细胞，再回输血浆和相应的体液，使血容量稳定，从而改善血液黏稠度，使血细胞比容下降，改善微循环，使组织缺氧情况好转。但此治疗方法有成功的实例，也存在不少的失败例子，说明其复杂性。

3. 电位治疗　南方医科大学珠江医院陈银海等报道用电位治疗 52 例脑梗死患者，同时进行血液流变学的检查结果证明电位可以降低血黏度，对防治心脑血管病有重要意义（表 6-69）。

★ 表 6-69　血液流变学指标（$\bar{x} \pm s$）治疗前后的变化

	高切全血黏度（mPa·s）	低切全血黏度（mPa·s）	血浆黏度（mPa·s）
治疗前（n=22）	7.58±0.75	8.67±0.82	1.83±0.12
治疗后（n=22）	6.63±0.58	7.76±0.77	1.68±0.1
P	＜ 0.001	＜ 0.001	＜ 0.001

上海市第一人民医院刘嵋等报道用电位疗法治疗 2 型糖尿病，并观察其对血液流变学的影响。作者将 2 型糖尿病患者，分成药物治疗组（25 例）和静电药物治疗组（30 例，加静电治疗），治疗后静电药物治疗组较药物治疗组低切还原黏变，全血高切还原黏度（P 均＜ 0.001），血沉方程 K 值、红细胞沉降率、空腹血糖和三酰甘油（P 均＜ 0.005），有明显下降，说明电位疗法能明显改善糖尿病患者的血液流变学（表 6-70）。

★ 表 6-70　电场疗法对糖尿病患者血液流变学的影响

	s	红细胞沉降率（mm/h）	血细胞压迹	全血高切还原黏度	血浆黏度	全血低切还原黏度	血沉方程 K 值
治疗前单纯组	25	25.7±12.1	44.9±4.5	1.2±0.2	16.1±1.8	7.1±0.7	91.4±25.1
静电组	30	23.7±12.8	45.5±4.5	1.2±0.1	15.8±4.8	6.9±1.2	92.2±21.4

（续　表）

	s	红细胞沉降率（mm/h）	血细胞压迹	全血高切还原黏度	血浆黏度	全血低切还原黏度	血沉方程 K 值
治疗后单纯组	25	27.4± 9.7	46.9± 6.3	1.2± 0.1	15.7± 2.5	6.8± 0.6	87.5± 24.6
静电组	30	18.9± 11.0★	46.5± 5.1	1.2± 0.2	13.3± 2.8 ★★★	5.9± 0.9 ★★★	80.3± 22.9★

两组治疗前后血液流变学各项指标比较

与治疗后单纯组比较★. $P < 0.05$；★★★. $P < 0.001$

　　糖尿病患者有明显的血液流变学异常，是糖尿病慢性并发症发生的重要因素之一。据研究发现2型糖尿病患者由于存在红细胞、血小板、白细胞、血黏度及血管壁受损等因素有明显的血液流变学异常。其中红细胞流变性为主要决定因素，红细胞的变形能力下降，聚集性增加，红细胞膜的流变性改变，血液呈高黏状态等，这一切导致了糖尿病患者的微循环缺血、缺氧。糖尿病患者在电压疗法治疗下，从较小红细胞缗线体到全部解聚为单个红细胞的黏附性指标；全血低切还原黏度，全血高切还原黏度和反映血液黏度及红细胞聚集能力的指标；血沉方程 K 值，红细胞沉降率均有非常明显的下降，较空腹血糖、三酰甘油的降低更明显。

　　电位治疗是由于人体处于交变仿生电场中，补充人体的阴离子，促进细胞的新陈代谢，使机体的内环境保持和恢复"恒常状态"，提高"自然自愈力"，从而达到防治治病的目的。

后 记

电位疗法是在原有静电疗法基础上进一步发展而来的。如今，它已从医院走入千家万户，成为家庭不可缺少的医疗保健帮手。其具有以下特点：

1．电位治疗是安全有效的。目前我国的电位治疗仪，尽管电压很高，但输出电流很小，且附有安全保护电路，属国家监管审批的医疗产品。电位疗法为无痛苦、无不良反应的绿色疗法，特别是对高血压、失眠、自主神经功能紊乱、便秘等疾病的治疗更有独到之处。深受广大患者欢迎。

2．电位治疗具有充分的理论根据。首先人们是生存在有静电的地球环境内，长期已适应这种环境。其次人体本身就是带电的生物体，随着年龄增长及某些疾病会造成电量减少，如果适当补充一些电量，则对健康有很大好处。

3．电位疗法除用于全身治疗外，还可与传统经络穴位相结合，以电位对穴位进行刺激来提高治疗效果。

4．电位疗法具有保健、预防和治疗三位一体的作用。可使体内电位趋于平衡，起到有病治病、没病强身、提高生活质量的效果。

综合以上，电位疗法是很有发展前途的绿色治疗方法，是康复医疗领域一颗缓缓升起的新星，是物理治疗中不可缺少的一部分。